Soins naturels pour amateurs de plein air

SYLVIE HAMPIKIAN

Soins naturels pour amateurs de plein air

Blessures, fatigues, allergies, coups de froid…

Préface de Guy Avril

terre vivante

Depuis 1979, Terre vivante vous fait partager ses expériences en matière d'écologie pratique au quotidien : jardinage biologique, alimentation saine, bien-être, santé, habitat écologique...
À travers :
– l'édition de livres pratiques,
– le magazine *Les 4 Saisons du jardin bio*,
– un centre de démonstrations et d'expérimentations ouvert au public en Isère.

Le catalogue des ouvrages publiés par Terre vivante est disponible sur simple demande et sur internet.

Terre vivante, domaine de Raud, 38710 Mens.
Tél. : 04 76 34 80 80. Fax : 04 76 34 84 02. Email : info@terrevivante.org
www.terrevivante.org, le portail de l'écologie pratique.

Conception graphique et réalisation : Op. Cit.
Couverture : Op. Cit.
Isbn : 978-2-914717-49-6

SOMMAIRE

SOS PETITS BOBOS

LA RONDE DES SAISONS

Certains mots employés dans cet ouvrage font appel au vocabulaire de la pharmacologie ou de la médecine. N'hésitez pas à consulter le glossaire, page 169 : vous y trouverez leurs définitions.

Je remercie le docteur Guy Avril,
qui a bien voulu préfacer ce livre et qui m'a aidée à sélectionner
des huiles essentielles de choix et des formules éprouvées.
Merci également pour ses conseils toujours avisés
et sa grande générosité.

Préface

La pratique des activités de plein air, au cœur de la nature, nous apporte de nombreux bienfaits et nous aide à dynamiser notre corps autant qu'à apaiser et éveiller notre esprit. Qui n'a jamais éprouvé cette réelle sensation de bien-être au retour d'une journée passée au grand air ? C'est aussi l'occasion d'entrer en contact avec les éléments naturels, nécessaires à toute vie : la terre nourricière, l'eau des rivières ou du bord de mer, les rayons du soleil, l'air des campagnes, moins vicié que celui des villes. Cela nous permet aussi d'échapper à la pollution électromagnétique et aux ondes, qui encombrent l'environnement moderne et contribuent à dévier le terrain biologique vers les risques de maladies, notamment de cancers.

Les bienfaits pour le corps

L'exercice physique pratiqué au grand air permet d'activer la circulation sanguine dans tous les tissus, entretient et entraîne le muscle cardiaque sans le surmener et sans produire trop de radicaux libres, accroît l'élimination des déchets par la transpiration, stimule le péristaltisme intestinal (c'est-à-dire le transit) et accélère la respiration, favorisant une meilleure oxygénation.
Le jardinage, entre autres, constitue un exercice physique qui varie dans son intensité, dans son mode d'expression. En outre, c'est une activité motivante car elle apporte le sentiment de réaliser quelque chose d'utile, quelque chose qui se verra dans un futur proche et qui participe à l'équilibre et à la réalisation de la nature. La pratique d'un exercice physique, dans un cadre propice à l'évasion, permet de réduire l'état de stress, qui n'a pas seulement des effets négatifs sur l'équilibre nerveux, mais également sur la santé en général. En augmentant la production de radicaux libres et en réduisant les réserves énergétiques de l'organisme, le stress

contribue en effet au développement de certaines maladies (maladies cardiovasculaires, maladies neurodégénératives, syndromes inflammatoires) et peut entraîner des troubles du comportement alimentaire dont les conséquences sont souvent désastreuses.

Les bienfaits pour l'esprit

Les activités de plein air nous permettent de vivre la nature au fil des saisons, de la voir évoluer, mais aussi de profiter de ses précieux atouts santé, grâce par exemple aux cueillettes sauvages et aux produits du jardin. Le fait de pratiquer un exercice non routinier, créatif, dont les effets nous projettent dans le temps, jusqu'à peut-être une récolte qui finira dans notre assiette ou dans nos tisanes, peut donner le sentiment que l'on travaille utilement pour sa santé. Connaître la provenance de son alimentation est une chose capitale de nos jours…

Si vous n'avez pas le moral au beau fixe, si vous avez un sentiment d'inutilité, la pratique d'un exercice physique vous obligera à faire travailler à la fois votre intelligence et vos muscles et, au bout d'un moment, vous éprouverez à nouveau le sentiment d'exister et le bonheur de vous sentir en vie. C'est un peu comme en jardinage, donner vie aux végétaux, que vous verrez grandir, se transformer et fructifier pour votre nourriture. Vous aurez l'impression de faire la chose la plus noble, la plus utile, la plus primordiale pour le maintien de la vie. Si chaque famille pouvait avoir un jardin, il y aurait moins de famines sur terre.

Du jardinage comme activité de plein air

Jardiner, c'est se projeter dans l'avenir et encourager la vie. C'est aussi une activité complète, où entrent en jeu :

- la connaissance des plantes et de leurs besoins ;
- la connaissance du temps ;
- la connaissance du sol ;
- la créativité de chacun ;
- un exercice physique sain et modéré ;
- le contact avec la terre, mère nourricière de tous les êtres vivants.

N'oublions pas que la terre nous fournit 20 % de notre énergie vitale, c'est-à-dire l'énergie magnétique, le reste étant représenté par l'énergie électrique de l'atmosphère. C'est pourquoi il est bon de toucher la terre avec les mains ou de marcher pieds nus, en contact avec le sol. Et c'est encore mieux à l'aube, lorsque l'herbe est couverte de rosée et l'air chargé de gouttelettes d'eau, porteuses d'ions négatifs revitalisants.
Bien sûr, le jardinage bio s'impose, afin de ne pas récolter des végétaux intoxiqués par les produits chimiques et de garder la terre en bon état pour les générations futures. Car la terre, comme chacun le sait, est empruntée à nos enfants…

Mais hélas, parfois, au jardin ou en balade, un enthousiasme mal contrôlé nous conduit à surpasser nos forces, nous apportant fatigue et lendemains douloureux. Si, au fil des saisons, la nature nous comble de joies, elles ne vont pas sans leur lot de petits soucis : pollens du printemps, soleil agressif et insectes inopportuns de l'été, froids tenaces de l'hiver… Aussi remercions-la d'avoir laissé à notre portée autant de plantes souveraines pour nous soigner. Pour qu'elle reste, définitivement, une source de santé !

Docteur Guy Avril
Médecin naturopathe,
globe-trotter et jardinier bio

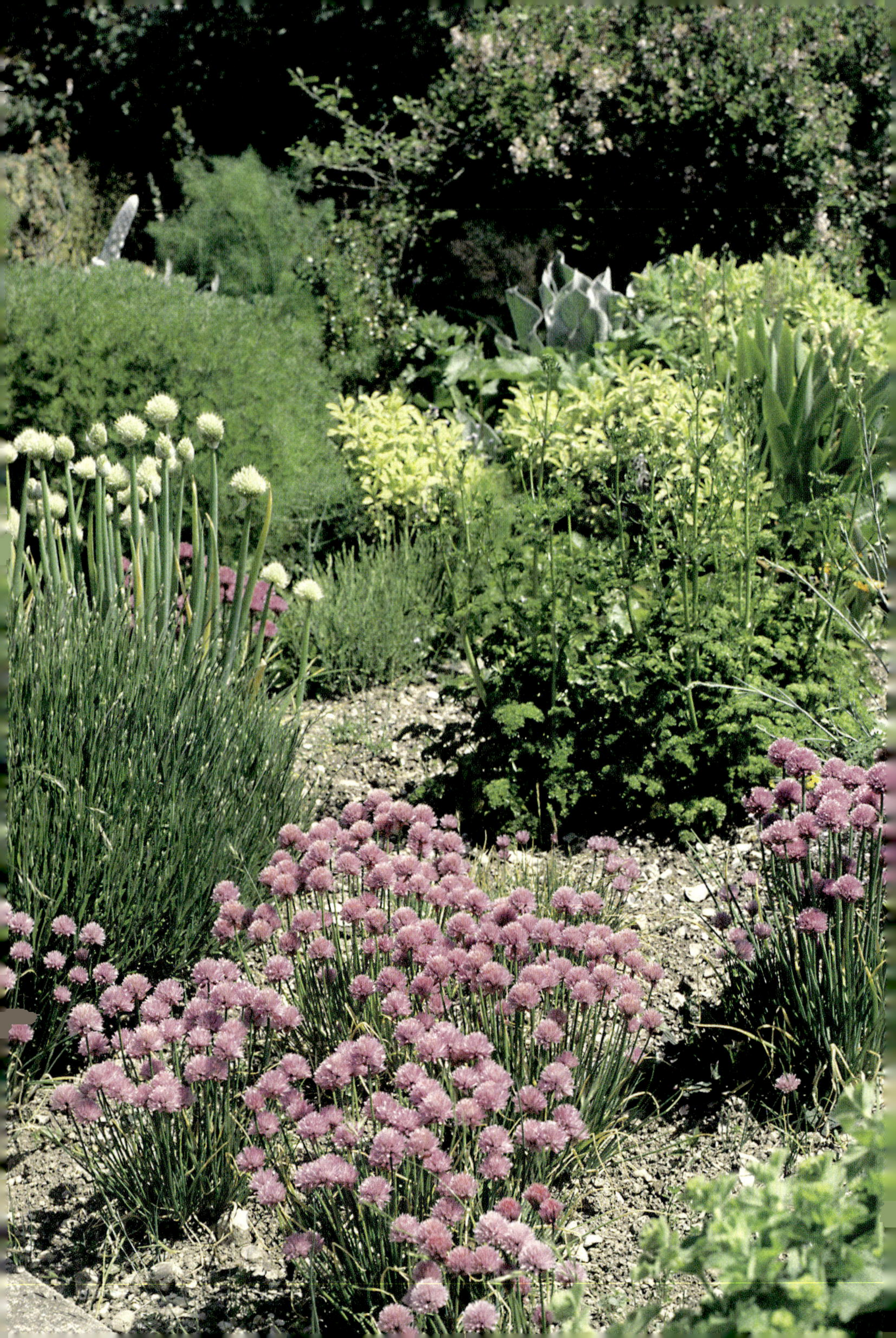

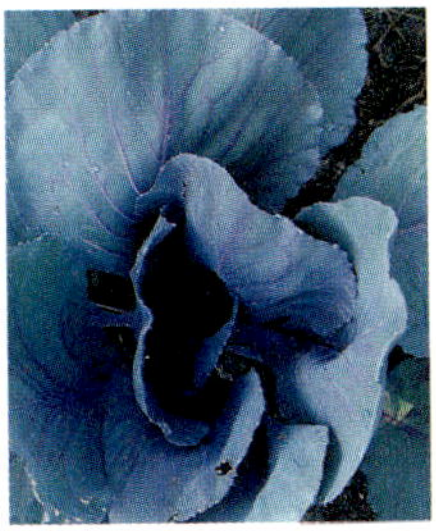

Savoir se soigner avec discernement

Un manuel naturel

Même dans le lieu qui nous semble le plus sûr du monde, nous ne sommes jamais à l'abri de petits accidents ou de petits tracas de santé qu'il ne faut pas négliger… Or, de nombreux remèdes naturels se nichent dans notre propre jardin et dans la campagne alentour. Le but de cet ouvrage est de vous donner quelques clefs pour employer à bon escient fruits et légumes, plantes médicinales du jardin des simples et sauvageonnes qui parfois s'invitent à leurs côtés. Mais il n'est pas de médecine naturelle qui ne fasse également appel aux huiles essentielles, ainsi qu'à d'autres merveilleux produits : miel, huiles végétales, eaux florales, argile, gel d'aloès, vinaigre, élixirs et baumes traditionnels…

Plantes du jardin ou sauvageonnes, huiles essentielles, argile… La pharmacie naturelle met sa puissance à notre disposition, mais attention à ne pas dépasser les limites de l'automédication.

Nous aborderons l'usage de ces remèdes naturels dans les petits maux du quotidien consécutifs aux travaux de jardinage et aux activités de plein air : fatigue, douleurs après l'effort, courbatures, jambes lourdes, démangeaisons, piqûres d'insectes, foulures, coups de soleil ou coups de froid… Cependant, si l'automédication en général et les médecines naturelles en particulier peuvent être d'un grand secours sur ces petits « bobos », il faut savoir où s'arrêtent leurs limites et ne pas hésiter à consulter un médecin dès que cela s'avère nécessaire, afin d'éviter les conséquences de maladies prises en charge trop tardivement. L'expérience personnelle et le bon sens sont généralement des guides fiables, mais on peut parfois passer à côté de signes qui semblent anodins ou méconnaître les risques associés à certaines pathologies *a priori* banales.

CI-CONTRE *Un jardin de simples.*

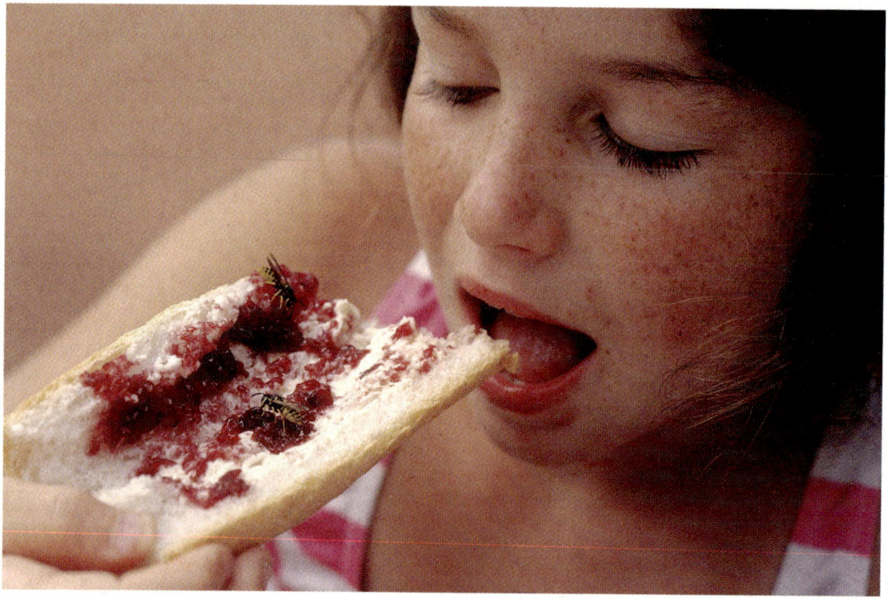

Guêpes et abeilles : attention aux réactions allergiques !

Quand se soigner, quand consulter ?

En règle générale, il faut consulter systématiquement en cas de symptômes anormalement sévères ou s'ils perdurent au-delà de la durée habituelle (environ 6 à 7 jours pour un rhume, 1 ou 2 jours pour une douleur musculaire ou articulaire…).

Fatigue

Consultez en cas de fatigue chronique, non soulagée par le repos.

Brûlures

Ne prenez en charge que les brûlures superficielles et peu étendues. Même les coups de soleil doivent être suivis médicalement s'ils sont étendus ou profonds (un coup de soleil sévère peut entraîner une brûlure au troisième degré).

Chutes, coups

Consultez si vous suspectez une lésion osseuse ou si l'articulation lésée est enflée, rouge ou violacée, chaude et très douloureuse (une entorse mal soignée peut entraîner des complications sévères). Consultez immédiatement si un choc à la tête est suivi de vertiges, de maux de tête, de troubles de la vision, d'étourdissement ou de vomissements.

Coupures, blessures

Consultez si la blessure est étendue ou profonde. Si elle saigne beaucoup, appliquez une pression sur la plaie avec un linge en attendant les soins médicaux. Consultez si une plaie banale tarde à guérir.

Douleurs articulaires

Ne prenez en charge que les douleurs consécutives à un effort physique ou à une mauvaise position. Consultez si la douleur n'a pas de cause identifiée ou si elle est intense, persistante ou récidivante. N'entreprenez jamais un traitement prolongé à base de médicaments antalgiques (aspirine, ibuprofène…) sans en aviser votre médecin.

Morsures ou griffures d'animaux (chiens, chats, rongeurs…)

Consultez en cas de morsures multiples ou profondes (notamment de gros chien). En cas de lésion bénigne, consultez si la plaie tend à s'infecter ou si elle s'accompagne de fièvre et de ganglions. Consultez immédiatement si l'animal mordeur a un comportement anormal pouvant évoquer la rage (voir encadré p. 103).

Piqûres de frelons, d'araignées veuves noires

Consultez très rapidement un service médical d'urgence (voir p. 149).

Piqûres de guêpes, d'abeilles, d'autres araignées

Consultez rapidement en cas de piqûres multiples ou en présence de signes d'allergie (gonflement anormal autour de la piqûre, œdème de la face, plaques rouges, gêne respiratoire, sensation de malaise).

Numéros d'appel d'urgence

15 secours médicinaux, SAMU
18 pompiers
112 SAMU ou pompiers (numéro d'appel d'urgence européen)
Votre médecin :
Votre clinique ou hôpital le plus proche :

Piqûres de scorpions

Consultez en cas d'inquiétude, notamment si la victime est un jeune enfant.

Piqûres de tiques

Consultez si une rougeur s'étend autour du point d'insertion ou si des symptômes généraux tels que fatigue ou fièvre apparaissent après le retrait du parasite, car les tiques peuvent transmettre des maladies infectieuses graves (voir p. 151).

Morsures de vipères

Tâchez d'effectuer une compression en amont de la morsure (c'est-à-dire entre la morsure et le cœur) pour éviter que l'envenimation ne s'étende, rassurez la personne mordue et rejoignez le plus rapidement possible un service médical d'urgence.

Vipères de France : un danger relatif

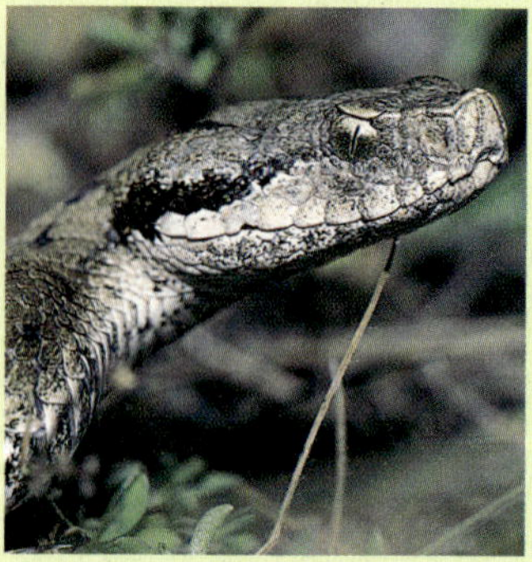

Le venin des vipères de France est relativement peu dangereux comparé à celui de nombreuses autres espèces de serpents, et leurs morsures sont très rarement mortelles. Toutefois, elles provoquent des troubles de la coagulation sanguine qui peuvent entraîner des séquelles durables. La vipère aspic, que l'on trouve surtout en zone montagneuse, est plus venimeuse que la péliade, qui vit principalement dans les plaines.

Vipère aspic.

Symptômes respiratoires

Consultez en cas de mal de gorge intense ou si la gorge est très rouge ou blanche (une angine mal soignée peut entraîner des complications graves). Consultez si des symptômes de rhume s'accompagnent d'une forte fièvre et d'une grosse fatigue, si vous êtes oppressé ou si les bronches sont très encombrées. Consultez en cas de symptômes persistants (toux, enrouement...).

Comment se soigner au naturel ?

On trouve dans le commerce, en herboristerie, en pharmacie et dans les magasins de produits naturels, des préparations de phytothérapie plus ou moins complexes (macérats glycérinés, extraits secs, teintures-mères...), auxquels on peut recourir avec le conseil de professionnels avisés. Nous n'avons retenu ici que les préparations de base, faciles à réaliser, qui vous permettront de tirer le meilleur profit de vos propres récoltes ou d'employer, en toute simplicité, les précieuses plantes médicinales et huiles essentielles. Le tableau ci-dessous présente les principales formulations à base de plantes qu'il est possible de préparer à domicile.

Préparations	Excipients	Usages	Exemples d'indications
Infusion et décoction	Eau bouillante	**Interne** Tisanes	Rhumes, cures dépuratives, troubles digestifs, troubles du sommeil, manque de tonus...
		Externe Lotions, compresses, bains	Irritations, brûlures, eczéma, acné, petites plaies, douleurs, maux de gorge (gargarismes).
Macération huileuse (macérat, huile florale)	Huile végétale	**Externe** Onctions, massages, compresses	Irritations, brûlures, douleurs musculaires et articulaires, soins cosmétiques.
Baume	Huile + cire	**Externe** Onctions, massages	Même usage que les macérations huileuses.
Teinture alcoolique (alcoolature)	Alcool	**Interne** Dans l'eau ou sur un sucre	En dehors des plus connues (menthe, mélisse), demander conseil à un professionnel.
		Externe Compresses, massages	Douleurs musculaires et articulaires, démangeaisons, petites plaies...
Vinaigre thérapeutique	Vinaigre	**Externe** Compresses, massages	Brûlures, démangeaisons, petites plaies, soins cosmétiques.
Fumigation, inhalation	Eau bouillante (vapeur d'eau)	**Externe** Inhalations	Rhumes, affections respiratoires, soins cosmétiques.
Cataplasme	Aucun (ou parfois eau)	**Externe**	Affections cutanées, plaies, douleurs articulaires.

Qui dit plante ne dit pas forcément sans danger !

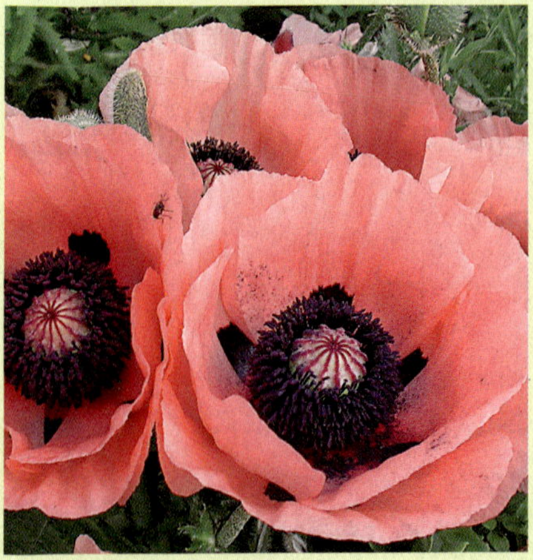

Pavot ornemental.

On considère qu'environ 10 % de la flore française est potentiellement toxique. Toutefois, les accidents graves sont rares car les quantités ingérées sont souvent faibles. Selon les statistiques d'un centre anti-poison (Lille, 2004), les intoxications par les médicaments et les produits ménagers sont 30 fois plus fréquentes que les intoxications par les plantes. Toutefois, toute plante à usage alimentaire, médicinal, cosmétique, doit être clairement identifiée (vous pouvez demander conseil à un pharmacien). En cas de doute, il vaut mieux s'abstenir pour éviter tout risque d'intoxication (pour les plantes irritantes et/ou urticantes : voir encadré p. 130).

Plantes toxiques

Ces plantes ne doivent jamais être ingérées. La liste ci-dessous n'est pas exhaustive, mais comprend les plantes communes de la maison, du jardin ou des alentours.

Baies, fruits : actée en épis, arums, belladone, bryone, camérisier (chèvrefeuille rouge), chèvrefeuille, fragon (petit houx), fusain (chapeau d'évêque), gui, houx, if, lantana, lierre grimpant, morelle noire (douce-amère), morelle rouge, muguet, parisette (raisin de renard), pavots (sauf pavot de Californie), pommier d'amour, sceau-de-Salomon, sureau rouge, symphorine, tamier (herbe aux femmes battues), troène, viorne aubier (boule de neige). Méfiez-vous surtout des baies des sous-bois et des haies.

Graines : cytise, genêt d'Espagne, ricin. Attention aussi à certains lupins d'ornement, aux amandes d'abricot fraîches (à consommer avec modération), de pêche, de prune et aux gousses des vesces.

Plante entière, parties aériennes ou fleurs : aconit, adonis, anémones, azalées, chélidoine, ciguë, colchique, datura, digitale, daphnée, ellébores, euphorbes, genêt à balais (moins toxique que le genêt d'Espagne), glycine, jusquiame, laurier-cerise, laurier-rose, œnanthe safranée, renoncules, rhododendron, rue, thuya (surtout toxique pour les animaux).

Racines : fougère « mâle », ipomées.

Allergies (par contact ou ingestion)

Les risques d'allergie dépendent du terrain (individu). Ils sont imprévisibles et peuvent survenir avec les substances naturelles comme avec les produits chimiques. Les plantes les plus susceptibles de provoquer des allergies sont les Astéracées (marguerites, asters…) : voir encadré p. 24. Les réactions aux plantes sont à distinguer des allergies au pollen, qui n'incriminent pas forcément les mêmes espèces (voir p. 137).

Photosensibilisation

Certaines plantes, ainsi que certaines huiles essentielles, peuvent provoquer une augmentation de la sensibilité au soleil et entraîner, après ingestion ou contact, des réactions d'irritation, voire de brûlure (voir encadré p. 129). Les Apiacées (angélique, berce, carotte, céleri, fenouil, panais…), les Rutacées (agrumes) et, dans une moindre mesure, le millepertuis, sont parmi les plantes les plus susceptibles d'entraîner de telles réactions.

Les infusions et décoctions (préparations aqueuses)

Pour ces préparations toutes simples, vous pouvez employer de l'eau du robinet, sauf si elle est trop calcaire ou trop chlorée, ce qui pourrait altérer certains actifs des plantes. Dans ce cas, utilisez de l'eau filtrée ou de l'eau de source.

Infusion

L'infusion est la façon la plus simple de préparer des remèdes à base de plantes, notamment à partir des fleurs et feuilles dont les molécules actives diffusent aisément dans l'eau chaude.

Recette de base

Laissez infuser les plantes 5 à 10 minutes dans l'eau bouillante, hors du feu, avant de filtrer. La dose varie selon les cas, elle est le plus souvent de 2 à 4 g de plante séchée, soit 1 ou 2 cuillers à café rases, pour 1/4 de litre d'eau (une tasse). Pour les plantes fraîches, on compte environ le double (4 à 8 g), ce qui correspond à une cuiller à soupe plus ou moins remplie.
En interne (tisanes), l'infusion se boit immédiatement ou peut être conservée 24 heures au réfrigérateur, pour être ensuite consommée fraîche ou réchauffée.

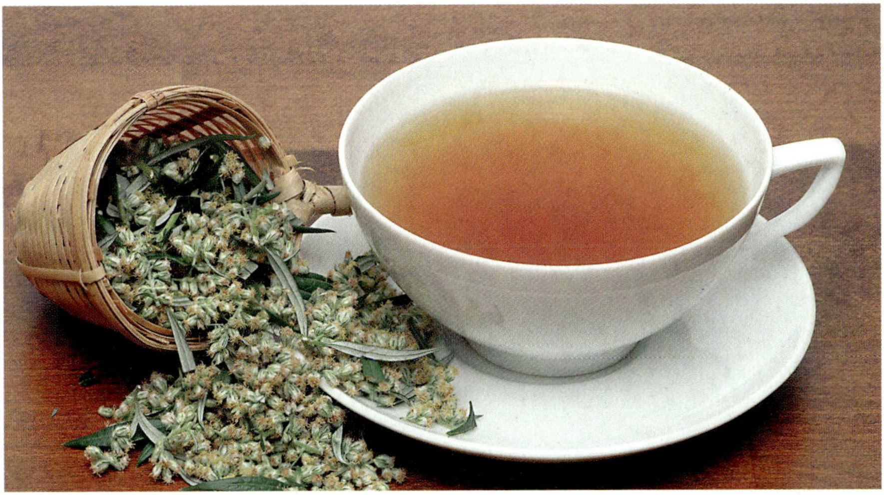

Infusion d'armoise.

En externe (lotions, compresses), l'infusion s'emploie une fois tiédie ou refroidie et peut être conservée 1 à 2 jours au réfrigérateur. Pour l'usage externe, il ne faut pas hésiter à préparer une infusion plus concentrée, jusqu'à 4 cuillers à café de plante séchée pour 1/4 de litre d'eau, notamment pour les plantes suivantes : aigremoine, camomille, consoude, guimauve, mauve, millepertuis, souci.

Décoction

La décoction s'emploie principalement pour extraire les actifs des parties plus coriaces des plantes (racines, écorce, tiges, baies).

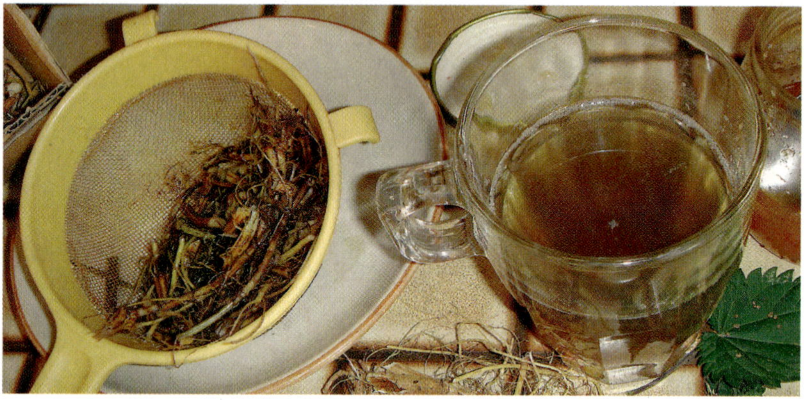

Décoction de racines d'orties.

Recette de base

Faites bouillir dans de l'eau, pendant 15-20 minutes environ, les plantes séchées ou fraîches. Les racines et écorces seront préalablement coupées en petits morceaux et les baies fendues ou concassées. Là encore, les doses peuvent varier selon les plantes, mais sont voisines de celles préconisées pour les infusions.

La décoction s'emploie comme l'infusion, par voie interne ou par voie externe (pour les usages cutanés, on peut préparer une décoction plus forte). Elle se conserve 48 heures au frais.

La macération à froid

La chaleur détruisant les principes actifs de certaines plantes fragiles, une macération dans l'eau froide est parfois plus indiquée. Par exemple, on peut préparer une boisson fraîche au thé ou au maté en les laissant macérer à froid.

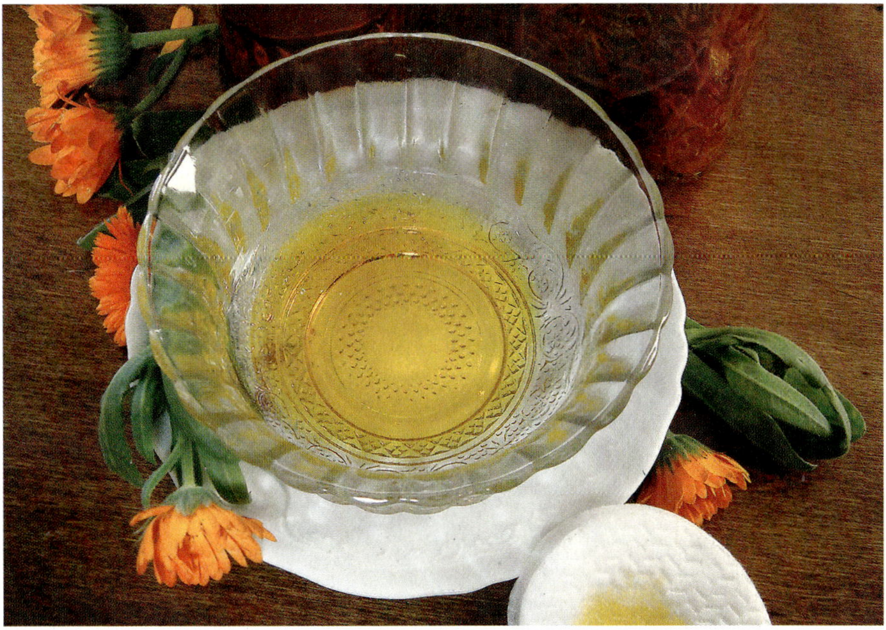

Le macérat de souci, un must des préparations maison.

Les préparations huileuses

Les macérats ou huiles florales

Les macérats sont aussi appelés macérations huileuses, huiles florales, huiles infusées et parfois huiles médicinales. Au cours de la macération, l'huile se charge des précieux constituants liposolubles des plantes (substances aromatiques, stérols, pigments, vitamines A et E…). Il existe plusieurs méthodes, mais nous avons choisi celle de la macération à froid, ou « macération solaire », qui nous semble la plus respectueuse de l'huile comme de la plante.

Les huiles d'olive, de pépins de raisin et de tournesol sont particulièrement adaptées aux macérations. D'un prix modéré, elles ont aussi l'avantage d'être bien absorbées par la peau et de ne pas laisser de sensation de gras (on parle d'huiles « sèches »). On peut également « doper » le macérat en ajoutant à la base 10 à 20 % d'huile riche. Par exemple, les huiles d'argan, d'argousier ou d'onagre sont recommandées pour soulager eczémas ou irritations cutanées. Les huiles de rosier muscat, d'avocat et de germe de blé ont des propriétés cicatrisantes et l'huile de calophylle inophyle est réputée stimuler la circulation.

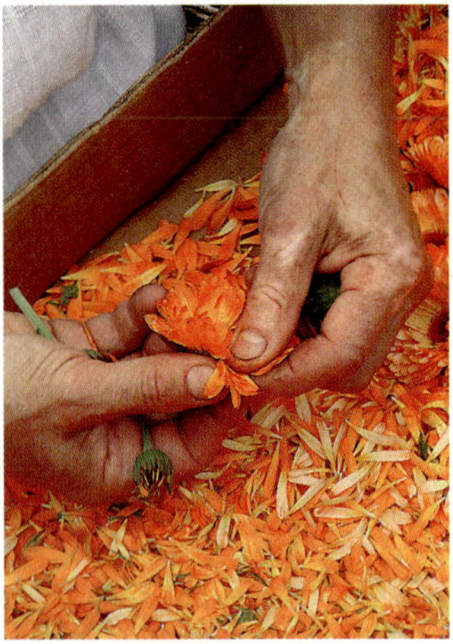

Faire sécher les plantes évite les problèmes de fermentation du macérat.

Recette de base

Le macérat se prépare avec des plantes fraîches (fleurs, feuilles, morceaux de fruits ou de racines, graines concassées, pulpe de plantes grasses…). Il est préférable de les laisser sécher 1 ou 2 jours à l'air libre afin qu'elles perdent une partie de leur eau, le macérat se conservera mieux ainsi. Pour les feuilles et les fleurs, remplissez votre bocal en tassant légèrement ; pour les graines et les racines, ne le remplissez qu'à moitié. Versez de l'huile jusqu'en haut du bocal, puis refermez bien le récipient et secouez délicatement.

Veillez à ce que toute la plante soit immergée dans l'huile. Laissez reposer pendant 2 à 3 semaines, si possible au soleil, en agitant de temps en temps. Certains conseillent de placer le bocal dans un sac de papier kraft pendant la phase de macération « solaire » pour ne pas altérer l'huile de base. Filtrez ensuite soigneusement à travers un linge ou un filtre papier, ce qui peut prendre plusieurs minutes, puis versez dans un flacon. Conservez à l'abri de la chaleur et de la lumière.

Les indispensables

Parmi tous les macérats qu'il est possible de préparer, trois nous semblent particulièrement indispensables : genévrier, millepertuis et souci. Vous trouverez ces plantes à profusion dans la nature ou au jardin.

- **Genévrier** (baies concassées) : le macérat de genévrier est souverain en friction pour soulager les courbatures, les douleurs musculaires ou articulaires. Appliqué en massage sur les parties échauffées, fatiguées (jambes, dos, épaules…), après un effort physique, il vous épargnera bien des désagréments douloureux !
- **Millepertuis** (fleurs) : curieusement, les fleurs jaunes du millepertuis colorent le macérat d'un beau rouge foncé. Celui-ci est antiseptique, anti-inflammatoire, analgésique et favorise la cicatrisation. Il soulage les

plaies, les brûlures légères et les coups de soleil, et convient en massage des douleurs (articulaires, lombaires), ainsi que des coups et des bosses.

- **Souci ou calendula** (fleurs) : antiseptique, cicatrisant, décongestionnant et anti-inflammatoire (calmant), il soulage nombre de problèmes cutanés : irritations, brûlures, coups de soleil, cicatrices, gerçures, engelures, peau sèche, couperose… Il calme les démangeaisons liées aux eczémas et aux piqûres d'insectes.

D'autres macérats de choix

D'autres plantes donnent des macérats réputés, que vous pourrez préparer au gré de vos besoins, selon la recette de base.

- **Achillée** (fleurs) : apaisant, cicatrisant, vulnéraire.
- **Aloès** (pulpe, coupée en dés) : anti-inflammatoire, apaisant, cicatrisant, stimulant circulatoire.
- **Arnica** (fleurs) : stimulant circulatoire, décontracturant, anti-inflammatoire, anti-hématomes. Attention : l'arnica est devenu rare à l'état sauvage. Il faudra donc le cueillir avec discernement (voir encadré p. 42).
- **Camomille romaine ou camomille noble** (fleurs) : antiseptique, cicatrisant, décongestionnant, anti-inflammatoire (calmant).

Millepertuis photosensibilisant : info ou intox ?

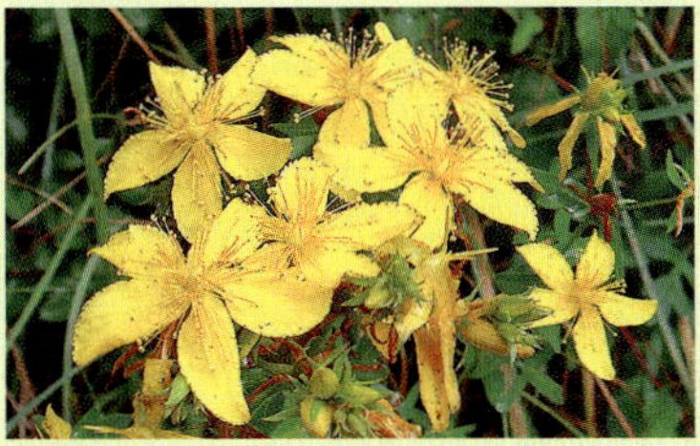

*Millepertuis (*Hypericum perforatum*).*

Il est admis que le millepertuis est photosensibilisant (voir encadré p. 129). Des réactions au soleil ont effectivement été rapportées, mais uniquement après ingestion. Même dans ce cas, on estime qu'il faut consommer des doses très élevées pour provoquer un tel effet. Par ailleurs, une étude clinique de Schempp *et al.* (2000) n'a montré aucune action photosensibilisante du millepertuis par voie cutanée, sauf une petite tendance chez des sujets à peau très sensible ou après une exposition solaire prolongée. Par conséquent, nous vous conseillons d'employer l'huile de millepertuis avec prudence si vous avez la peau très sensible ou si vous souhaitez vous exposer au soleil sans protection (ce qui est de toute façon déconseillé). Dans les autres cas, l'huile de millepertuis peut être employée sans risque en massage, dans ses indications.

- **Camomille allemande ou matricaire** (fleurs) : mêmes propriétés que la camomille romaine.
- **Échinacée pourpre ou rudbeckia** (fleurs) : mêmes propriétés que le souci.
- **Gingembre** (racine fraîche râpée) : douleurs articulaires et musculaires. Attention, cette huile peut être rubéfiante, c'est-à-dire provoquer un léger échauffement local lors du massage.
- **Laurier noble ou laurier-sauce** (feuilles) : antalgique et anti-inflammatoire (douleurs articulaires, foulures, contusions), antiseptique cutané.
- **Lavande** (fleurs) : apaisant et calmant (irritations cutanées, membres endoloris).
- **Vigne rouge** (feuilles) : protecteur vasculaire (jambes lourdes, prévention des ecchymoses).

Douces Astéracées

La famille des Astéracées (anciennement appelées Composées ou Composacées) se caractérise par ses « fleurs » composées, ou capitules, en forme de marguerites. Elle inclut de nombreuses plantes aux propriétés calmantes et adoucissantes : achillée, arnica, bleuet, camomille, centaurée, échinacée, matricaire, pâquerette, souci… Seule ombre au tableau, il vous faudra toutes les éviter si vous vous savez allergique à cette famille de plantes (voir encadré p. 129).

Préservez la qualité de vos préparations

- Pour les plantes et les huiles essentielles, comme pour les autres ingrédients, choisissez des matières premières de choix, conservées dans les meilleures conditions et, dans la mesure du possible, biologiques, ce qui vous garantira une qualité optimale et l'absence de traitements dénaturants, d'additifs et de traces de pesticides.
- Pour les huiles végétales, choisissez-les obligatoirement vierges, de première pression à froid. Pour améliorer leur résistance à l'oxydation (rancissement), vous pouvez ajouter 3 ou 4 capsules de vitamine E dosées à 200 ou 400 UI (vendues comme complément alimentaire en magasin bio ou parapharmacie) pour un volume de base de 50 ml de préparation.
- Ne conservez pas les préparations aqueuses plus de 24-48 heures (au frais). Les macérations huileuses et les vinaigres peuvent se conserver jusqu'à 12 mois, les teintures alcooliques plusieurs années. Pour une conservation optimale, placez les préparations dans des bocaux ou flacons bien étanches, de préférence en verre teinté, entreposés à l'abri de la lumière et de la chaleur excessive.
- Veillez à toujours étiqueter vos préparations : notez la composition, les indications, le mode d'emploi et la date de fabrication.

Les huiles aromatiques

On obtient une huile aromatique tout simplement, en ajoutant une ou plusieurs huiles essentielles dans une huile végétale. On peut choisir comme base de l'huile d'amande douce ou une huile « sèche » (olive, pépins de raisin, tournesol). La concentration en huile essentielle peut varier de 0,5 % à 20 %, selon que l'on souhaite une simple huile parfumée ou une huile thérapeutique, à réserver strictement aux soins locaux dans des indications très précises.

Recette de base

Versez directement dans un flacon le volume d'huile désiré. Ajoutez-la ou les huiles essentielles en respectant le nombre de gouttes donné dans la formule. Agitez légèrement pour bien mélanger (les huiles essentielles sont toutes hautement solubles dans l'huile). On peut recommander de laisser reposer quelques heures avant l'emploi pour permettre aux huiles essentielles de bien diffuser.

Les baumes

L'application d'huile (massage, onction, compresses) est un geste ancestral, mais dont l'habitude s'est hélas perdue. Pour ceux qui préfèrent les présentations en « pommade », nous proposons ici une recette basique de baume, à la portée des débutants, dans laquelle vous pourrez intégrer huiles essentielles ou macérations de plantes.

Recette de base

40 ml d'huile d'olive (vierge, bio), 10 g de granulés de cire d'abeille soit environ 2 cuillers à café, huiles essentielles.

Ébouillantez préalablement les ustensiles (bol, fouet, cuiller, pot). Versez l'huile dans le bol et ajoutez la cire d'abeille. Placez au bain-marie, dans 3-4 cm d'eau frémissante. Maintenez une légère ébullition et remuez régulièrement au fouet. Quand le mélange est limpide et homogène, retirez le bol du bain-marie. Hors du feu, incorporez les huiles essentielles, en tournant jusqu'à obtention d'une crème épaisse et homogène. Mettez en pot à l'aide d'une cuiller ou d'une spatule. Étiquetez.

Les huiles essentielles seront dosées en suivant les différentes formules données dans l'ouvrage, le volume de base étant toujours identique (50 ml).

En règle générale, pour un baume thérapeutique, la concentration retenue est de 10 % (100 gouttes). Attention, ces baumes très concentrés doivent être réservés à un usage local, dans le respect des indications.

Baume aromatique au karité

Remplacez simplement, dans les formules d'huiles thérapeutiques données dans l'ouvrage, l'huile de base par le même volume de beurre de karité (magasins bio, magasins de produits naturels) que vous aurez préalablement fait fondre au bain-marie. Hors du feu, ajoutez les huiles essentielles aux doses indiquées. Versez dans un pot bien étanche.

Baume aux plantes

40 ml de macérat huileux de plante, 10 g de granulés de cire d'abeille soit environ 2 cuillers à café, 3 ou 4 capsules de vitamine E.
Préparez le macérat selon la méthode indiquée p. 22, de préférence avec de l'huile d'olive. Après 15 jours, filtrez puis suivez la recette du baume à la cire d'abeille en remplaçant l'huile d'olive par votre macérat, dans lequel vous aurez ajouté les capsules de vitamine E.

Le liniment oléocalcaire

Bien que les liniments aient pratiquement disparu de la thérapeutique moderne, le fameux liniment oléocalcaire demeure très employé pour la toilette des nourrissons, en prévention de l'érythème fessier. Mais il a également d'autres usages : il calme les brûlures légères et les irritations, soulage les eczémas, nourrit et hydrate la peau et convient aux massages corporels.

Recette de base

100 ml d'eau de chaux (en pharmacie), 100 ml d'huile d'olive (ou de noisette, de pépins de raisin, de sésame).
Mélangez l'huile et l'eau de chaux dans un flacon en agitant énergiquement. Comme la suspension se sépare, il faudra l'agiter à nouveau avant chaque emploi.

Pour une meilleure conservation, ajoutez 6 capsules de vitamine E. Pour parfumer la préparation ou augmenter son pouvoir cicatrisant et calmant, ajoutez 10 gouttes d'huile essentielle de lavande (sauf si vous destinez le liniment à un nourrisson ou à une femme enceinte).

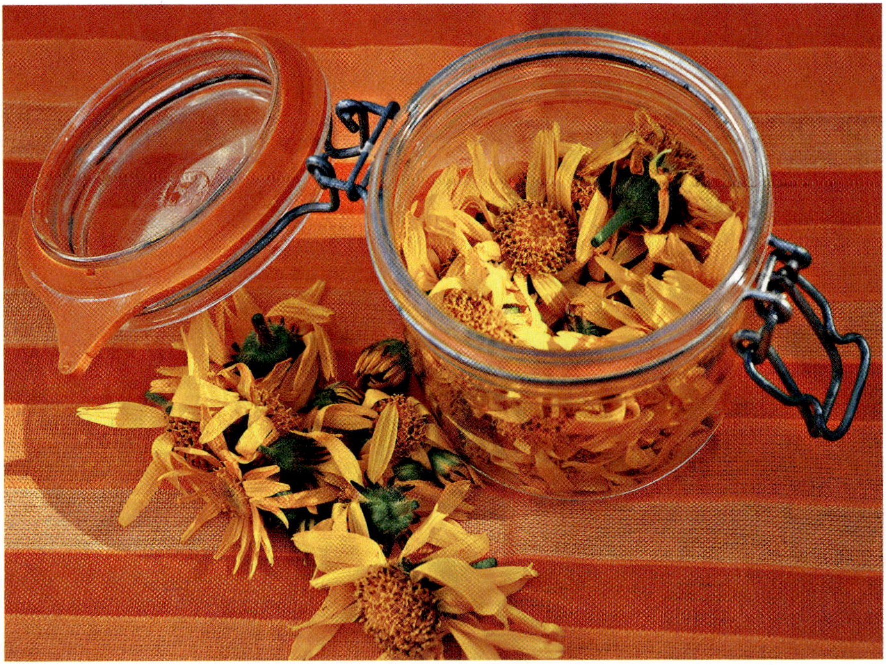

Préparation d'une teinture d'arnica des montagnes, juste cueilli.

Les préparations alcooliques

En phytothérapie, on distingue divers types de préparations alcooliques, qui diffèrent en fonction du titre (pourcentage d'alcool pur dans l'eau, exprimé en degrés), de la teneur en plantes, du procédé de fabrication : alcoolé, alcoolat, alcoolature, teinture-mère, suspension intégrale… La recette que nous donnons ci-dessous correspond en fait à l'alcoolature (une partie de plante fraîche pour cinq parties d'alcool), mais, pour simplifier, nous appellerons les préparations obtenues « teintures ».

En principe, ces teintures se préparent avec de l'alcool à 60°, mais il est difficile de s'en procurer en France. Vous pouvez en préparer en suivant la méthode indiquée dans l'encadré p. 28 ou, à défaut, le remplacer par de l'alcool blanc à 40° (vodka, eau-de-vie de fruits…).

Recette de base

Placez la plante dans un bocal en verre, recouvrez-la avec de l'alcool à 60°. Refermez soigneusement, puis agitez énergiquement pendant 1 à 2 minutes pour que l'alcool imprègne parfaitement la plante. Stockez à l'abri de la chaleur et de la lumière pendant 1 à 2 semaines, en agitant régulièrement. Filtrez au-dessus d'un bol à travers un linge ou un filtre à café, et terminez en pressant bien, pour « exprimer » la teinture. Versez dans des flacons opaques, en n'oubliant pas d'étiqueter. Les teintures se conservent environ 2-3 ans, dans un flacon bien fermé, à l'abri de la lumière et de la chaleur.

Teinture d'arnica (usage externe)

50 g de fleurs fraîches d'arnica, 1/4 de litre d'alcool à 60° (ou, à défaut, d'alcool à 40°). Suivez la recette de base. Utilisez en friction ou en compresses sur les traumatismes consécutifs à un coup ou à un choc, pour prévenir l'apparition d'un hématome.

Teinture de lavande (usage externe)

50 g de fleurs fraîches de lavande, 1/4 de litre d'alcool à 60° (ou, à défaut, d'alcool à 40°). Suivez la recette de base. Utilisez en friction ou en compresses sur les petites plaies, pour les désinfecter et en favoriser la cicatrisation, et sur les piqûres d'insectes, pour calmer les démangeaisons.
Voir également p. 69-70 : eau de mélisse et alcool de menthe.

Préparation de l'alcool à 60°

En raison des mesures de prévention contre l'alcoolisme, il est devenu assez difficile de se procurer en France de l'alcool titrant à plus de 40°. Il faut cependant savoir qu'un pharmacien est autorisé à vous délivrer 250 ml d'alcool à 90° (soit 1/4 de litre). Attention, précisez bien à l'achat que vous souhaitez de l'alcool non dénaturé, car l'alcool officinal (dit « dénaturé ») est rendu impropre à la consommation par l'ajout de substances qui en altèrent le goût.
Pour obtenir de l'alcool à 60°, on a deux possibilités : soit renforcer l'alcool à 40° en y ajoutant de l'alcool à 90°, soit diluer l'alcool à 90° avec de l'eau. Le tableau page suivante devrait vous épargner d'avoir recours à la calculette (certaines valeurs sont arrondies).
La première méthode est préférable car les volumes sont plus faciles à mesurer, mais surtout car elle consomme moins d'alcool à 90°. Ainsi, vous pourrez obtenir 625 ml d'alcool à 60° à partir d'une bouteille de 250 ml d'alcool à 90°, alors que vous n'en obtiendrez que 375 ml en optant pour la seconde solution. Toutefois, cette dernière peut être intéressante, en dépannage, si vous ne disposez pas d'alcool blanc à 40°.

Volume final (alcool à 60°)	À partir d'alcool à 90° et d'alcool à 40°		À partir d'alcool à 90° et d'eau	
	Alcool à 90°	Alcool à 40°	Alcool à 90°	Eau
100 ml	40 ml	60 ml	66 ml	33 ml
150 ml	60 ml	90 ml	100 ml	50 ml
250 ml (1/4 de litre)	100 ml	150 ml	166 ml	84 ml
500 ml (1/2 litre)	200 ml	300 ml	333 ml	33 ml

Les vinaigres thérapeutiques

Employé seul, le vinaigre appliqué sur la peau est antiseptique et calme les irritations, notamment les piqûres d'insectes et les coups de soleil. On peut l'enrichir en y faisant macérer des plantes aromatiques, comme la lavande ou le romarin, qui renforceront ses propriétés.

Recette de base

Préparez une bonne poignée de plantes aromatiques, de préférences fraîches, seules ou en mélange (fleurs et feuilles de lavande, de menthe, de romarin, de sauge, de thym…). Sur le feu, chauffez 1/2 litre de vinaigre doux (cidre, miel, citron…) et portez à frémissement. Ajoutez les plantes, laissez frémir encore une petite minute et retirez du feu. Versez le tout dans un bocal et laissez macérer au moins 15 jours. Filtrez ensuite et mettez en bouteille. Ce vinaigre se conserve plusieurs mois (jusqu'à une année), à température ambiante, dans un flacon bien fermé.

Le « vinaigre des quatre voleurs »
Il est sans doute le plus fameux des vinaigres thérapeutiques. Selon une légende, lors de la grande peste de Marseille (1720), il aurait protégé des brigands, qui dévalisèrent les victimes sans contracter la maladie.

Les inhalations

L'inhalation consiste simplement à respirer les molécules aromatiques volatiles, libérées soit par simple évaporation dans l'air (« à sec »), soit par la vapeur d'eau. Pour une inhalation « à sec », appliquez simplement 2 à 3 gouttes d'huile essentielle ou d'alcoolat sur un tampon de coton ou de gaze ou sur un linge, placez sous le nez, à 1 ou 2 cm des narines, et respirez.

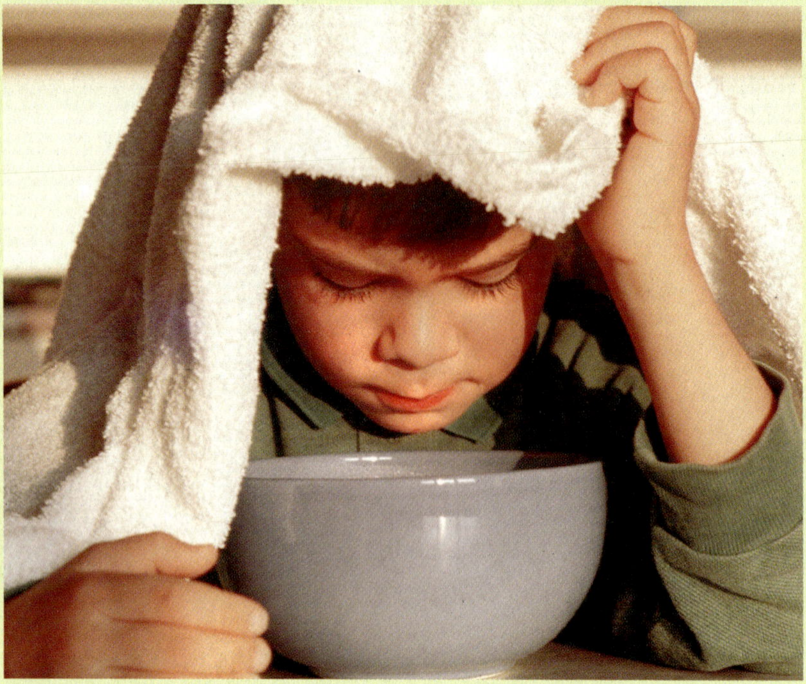

Diffusion et inhalation : oui mais avec précaution !

La diffusion et l'inhalation ne conviennent pas à toutes les huiles essentielles : n'inhalez ni ne diffusez jamais une huile essentielle sans vous assurer qu'elle est bien adaptée à cet usage (consultez la notice fournie par le fabricant).

A priori, les huiles essentielles suivantes peuvent être employées sans risque : citron, bois de rose, eucalyptus radié, géranium rosat, lavande fine, petit grain bigaradier, pin sylvestre, ravensare aromatique, romarin à cinéole. Et, en dehors de la sélection de l'ouvrage : autres agrumes, bois de santal, myrte, néroli, patchouli, sapin, ylang-ylang.

À employer avec précaution

Attention à la lavande aspic et au lavandin chez les jeunes enfants (présence de camphre). Le niaouli et le tea-tree peuvent être employés en diffusion ou en inhalation, mais à faible concentration, dans une synergie.

Contre-indications

Parmi les huiles essentielles sélectionnées dans cet ouvrage, les suivantes sont formellement contre-indiquées par voie aérienne : ajowan, camomille romaine, ciste ladanifère, estragon, gaulthérie couchée, immortelle, laurier noble, origan vulgaire, sarriette des montagnes, tanaisie annuelle.

En outre, les inhalations sont globalement contre-indiquées si vous souffrez d'asthme ou de symptômes asthmatiformes (spasmes respiratoires, respiration sifflante).

Si vous avez un terrain allergique, pratiquez un test de tolérance cutanée avant d'utiliser toute nouvelle huile essentielle, même en diffusion et en inhalation.

Inhalation aux plantes

Faites bouillir l'eau (environ 1/4 de litre). Ajoutez 1 à 2 cuillers à soupe de plantes et laissez frémir encore une minute. Posez la casserole sur une table ou versez la préparation dans un bol assez grand. Installez-vous devant, un linge ou une serviette recouvrant votre tête et le récipient, puis respirez la vapeur pendant environ 5 minutes.

Pour profiter le mieux possible des molécules aromatiques libérées, l'idéal est d'utiliser un inhalateur. Même s'il souffre d'une image quelque peu désuète, c'est un outil indispensable en cas de rhume.

Inhalation aux huiles essentielles

Faites bouillir l'eau (environ 1/4 de litre). Ajoutez 4-5 gouttes d'huiles essentielles puis procédez comme ci-dessus (voir précautions page ci-contre).

La diffusion atmosphérique

La diffusion d'huiles essentielles est très utile l'hiver, pour assainir l'air de la maison en prévention des rhumes, mais également l'été pour éloigner les insectes. En cas de fatigue, les huiles essentielles stimulantes peuvent redonner un coup de fouet. À l'inverse, pour préparer le sommeil ou favoriser la détente, on choisira des huiles essentielles relaxantes. Contrairement à la combustion qui s'accompagne de transformations chimiques, la diffusion est un simple processus d'évaporation, qui n'altère pas la composition des huiles essentielles et ne produit pas de dérivés cancérigènes.
Plusieurs solutions s'offrent à vous : diffuseurs électriques, brûle-parfums, coupelles disposées au-dessus d'une bougie, objets en terre cuite ou en plâtre placés sur une source de chaleur (ampoule, radiateur). Assurez-vous toujours que la ou les huiles essentielles choisies sont adaptées à la diffusion (voir encadré ci-contre). Ne versez jamais l'huile essentielle directement sur la source de chaleur. Pour les diffuseurs, suivez les instructions du fabricant.

Si vous employez un brûle-parfum chauffé par une bougie, versez dans la coupelle une cuiller à soupe d'eau bouillante, à laquelle vous ajouterez 3-4 gouttes de l'huile essentielle ou du mélange de votre choix. N'ayant pas à chauffer l'eau, vous économiserez votre bougie et profiterez plus rapidement de la diffusion des substances aromatiques.

Remèdes naturels : le bon choix

Au fil des siècles, le savoir populaire et la médecine traditionnelle ont su mettre à profit les propriétés thérapeutiques des plantes et des produits naturels pour soigner les petits maux du quotidien comme les maladies les plus graves. L'aromathérapie, usage thérapeutique des huiles essentielles, s'est développée plus récemment sous l'impulsion du docteur Jean Valnet. Une sélection d'essences de très haute qualité est désormais à la disposition du grand public et offre ainsi une large palette de soins au naturel.

Mode d'emploi du catalogue

Nous vous proposons ci-après une sélection de fruits et légumes, de plantes et d'huiles essentielles ainsi que d'autres remèdes naturels qui nous semblent parmi les plus adaptés au traitement et à la prévention des petits soucis liés au jardinage et aux activités de plein air.

Nous avons privilégié les plantes du jardin et les plantes sauvages communes de la nature environnante, ainsi que les remèdes naturels facilement disponibles dans le commerce (pharmacies, épiceries, magasins bio).

Afin que vous puissiez vous y référer aisément, les remèdes sont classés par ordre alphabétique dans chaque catégorie. Les plantes sont regroupées en 5 sous-groupes : légumes et fruits, plantes aromatiques et médicinales, plantes d'ornement, plantes sauvages, arbres. Leurs propriétés ne sont pas développées de manière exhaustive, mais sont uniquement limitées aux effets recherchés dans cet ouvrage. Ainsi, nombre de plantes médicinales sélectionnées exercent d'autres propriétés thérapeutiques très variées, notamment digestives, que nous ne développerons pas ici.

Dans cette liste, vous ne trouverez ni recette ni formule. Celles-ci figurent dans les chapitres suivants, où les actifs sélectionnés seront proposés dans leurs indications respectives.

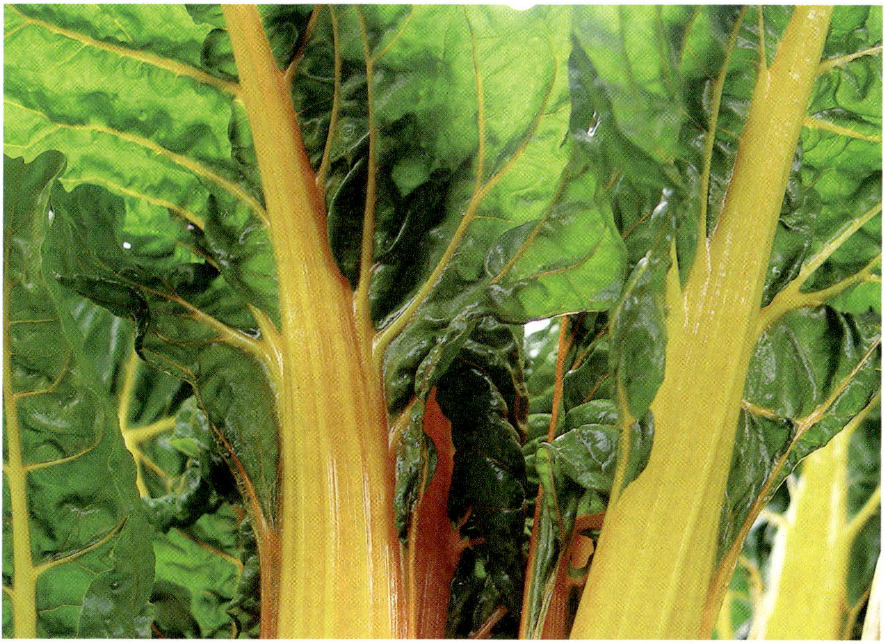

Le potager recèle bien des merveilles au service de votre santé.

Les plantes du jardin ou d'ailleurs

Les légumes et les fruits

La plupart des fruits et des légumes sont doués de vertus nutritionnelles exceptionnelles et, de ce fait, exercent des effets protecteurs sur la santé. Mais certains sont également doués de réelles propriétés médicinales !

Faites le choix du bio
Pour profiter des vertus intactes des plantes, sans risque de s'exposer aux résidus d'engrais ou de pesticides, privilégiez bien sûr les produits bio. Au jardin, si ce n'est déjà le cas, optez pour la culture biologique, meilleur moyen de garantir sa santé et celle de son terrain.

- **Ail** : comme les autres espèces d'*Allium*, il contient des substances soufrées aux propriétés anti-inflammatoires, antimicrobiennes, répulsives et insecticides. Mais attention, le suc d'ail est irritant si on le laisse trop longtemps au contact de la peau. Rincez à l'eau en cas de sensation de brûlure, de rougeur. Évitez le contact avec les yeux.
- **Artichaut** : les feuilles sont connues pour leurs propriétés digestives. Elles sont également diurétiques et dépuratives.

- **Banane** : à moins que vous n'habitiez l'outre-mer, il y a peu de chances que vous ayez des bananes au jardin, mais nous l'avons citée ici car est elle omniprésente dans nos cuisines. Riche en sucres et en amidon, elle est calmante, adoucissante. En cas de brûlure, on peut appliquer directement sur la lésion la face interne d'une pelure de banane, un peu de pulpe écrasée ou quelques tranches de banane.

De manière générale, la pulpe et le jus de nombreux fruits (fraises, groseilles, framboises, melon, pêche, concombre, pastèque, abricot, raisin, poires juteuses, tomates…) contiennent des actifs adoucissants (polysaccharides), qui calment les irritations cutanées, hydratent et adoucissent la peau. Versez quelques gouttes de jus sur une compresse ou appliquez une tranche de fruit ou un peu de pulpe écrasée sur les écorchures, les démangeaisons, les brûlures légères, les coups de soleil.

- **Bette (carde, poirée)** : les feuilles calment les brûlures, les irritations cutanées, les petites plaies. Ramollissez-les dans de l'eau chaude ou à la vapeur, laissez tiédir et appliquez en cataplasme. Notons que les feuilles de laitue ont les mêmes propriétés et s'emploient de la même manière.
- **Carotte** : elle est surtout utilisée en macérat huileux aux propriétés adoucissantes, que l'on applique sur les brûlures, les irritations. On peut aussi appliquer un cataplasme de carottes crues râpées. Enfin, la décoction de fanes de carottes, appliquée en compresses, calmerait les irritations cutanées, les engelures, les gerçures.
- **Cassis** : en phytothérapie, ce sont les feuilles qui sont employées. En interne, l'infusion est diurétique, dépurative. Elle est également réputée soulager les douleurs articulaires.

Se tartiner de confiture pour la bonne cause
Comme le miel, les gelées de cassis, de groseille, de pomme ou de coing, appliquées sur les brûlures, calment la douleur et facilitent la guérison, en évitant la formation de cloques.

- **Cerise** : l'infusion de queues de cerises a des propriétés diurétiques et dépuratives.
- **Citron** : le citron est le fruit de santé par excellence, et c'est encore mieux s'il est cueilli sur l'arbre ! En interne, il est tonique (source de vitamine C), digestif et antiseptique. En externe, il est avant tout antiseptique et calmant, idéal pour les soins des mains et le traitement des affections ORL.

Quelques usages externes du citron
Aphtes et gingivites : pratiquer des bains de bouche avec un mélange citron, miel et eau tiède.
Engelures : frictionner les zones atteintes avec du jus de citron.
Maux de gorge : se gargariser avec un mélange d'eau tiède, de sel et de jus de citron.
Piqûres d'insectes : frotter avec une tranche de citron.
Plaies (infectées ou non) : nettoyer avec du jus de citron. Attention, ça peut piquer !
Rhumes : ajouter du jus de citron aux inhalations, aux tisanes, aux grogs. Prendre du jus de citron mélangé à du miel (une cuiller à café du mélange, à faire fondre dans la bouche).

- **Chou** : comme de nombreuses autres Brassicacées (Crucifères), le chou renferme des substances soufrées anti-inflammatoires. En cataplasme (voir p. 119), il est un des légumes « médicinaux » les plus utiles du jardin.
- **Coing** : la décoction de pépins de coing est adoucissante. On peut l'appliquer en compresses sur les brûlures, les irritations, les gerçures.
- **Concombre** : hydratant, adoucissant, il calme les irritations cutanées, les brûlures légères (la chair de pastèque a les mêmes propriétés). Il sera encore plus efficace s'il sort du réfrigérateur.
- **Cresson de fontaine** : en bouillon, il est diurétique, sudorifique et dépuratif. Préférez le cresson cultivé au cresson sauvage, qui peut véhiculer la douve (un parasite du foie, responsable de la distomatose). Lavez-le soigneusement, dans plusieurs eaux, avant de le consommer.
- **Figue, figuier** : le suc (latex) dermocaustique qui s'écoule des rameaux et des pédoncules est employé traditionnellement contre les verrues. La décoction de figue séchée a des propriétés expectorantes. La figue chaude fait mûrir les abcès, furoncles, panaris.
- **Fraise, fraisier** : la pulpe du fruit est calmante et hydratante. La décoction de racines et l'infusion de feuilles soulageraient les douleurs articulaires.
- **Haricot (haricot sec, fayot)** : la décoction de cosses est diurétique (coupez les cosses en morceaux, puis faites-les sécher).
- **Laitue** : voir bette.
- **Oignon** : voir ail.
- **Poireau** : voir ail.
- **Pomme** : traditionnellement, la pulpe de pomme écrasée ou des tranches de pomme sont appliquées sur les plaies afin de faciliter leur cicatrisation.

- **Pomme de terre** : crue ou cuite, elle a des propriétés calmantes et adoucissantes. Une tranche ou un cataplasme de chair râpée de pomme de terre crue apaise les engelures, les gerçures, les brûlures légères, les coups de soleil. La fécule imbibée d'eau tiède ou la purée de pomme de terre soulagent les irritations cutanées.
- **Tomate** : les Amérindiens utilisaient la feuille fraîche, malaxée avec un peu d'eau, en cataplasme sur les plaies infectées. Plus classiquement, une tranche de tomate posée sur un coup de soleil ou une brûlure apaise la douleur et facilite la guérison.

Les plantes aromatiques et médicinales

Dans l'idéal, tout jardin, qu'il soit potager ou ornemental, devrait disposer d'un carré d'aromatiques pour la cuisine, mais aussi pour avoir sous la main des plantes médicinales en cas de nécessité. De plus, la plupart sont des plantes mellifères et nos amies abeilles ont bien besoin de notre soutien !

« Simplement » indispensables

Les plantes aromatiques, qu'on appelle aussi les « simples », se plaisent au jardin potager comme au jardin d'ornement, où elles se fondent à merveille dans les massifs fleuris. Résistantes aux maladies, elles conviennent parfaitement à la culture biologique.

- **Vivaces de pleine terre** : camomille romaine, estragon, lavande, marjolaine, mélisse, menthe, origan, sarriette, serpolet, sauge, thym. La plupart se contentent d'un sol pauvre et d'un emplacement ensoleillé, sauf la menthe qui préfère la mi-ombre.
- **Vivaces en pot** : romarin, verveine citronnelle. Craignant le gel, ces plantes conviennent en pleine terre dans les régions au climat doux, mais doivent être cultivées en pot et rentrées l'hiver dans les régions froides.
- **Annuelles** : aneth, anis, basilic, camomille allemande, cerfeuil, fenouil, persil, souci. Elles doivent être semées ou repiquées chaque année, mais beaucoup d'entre elles se ressèment spontanément (cerfeuil, souci…).
- **Arbres** : si vous bénéficiez d'un grand jardin, pensez à y planter sureau et tilleul.

Récolte et séchage des plantes

Effectuez de préférence vos récoltes par temps sec et choisissez des plantes saines, sans signe de maladie ou de flétrissure. Secouez-les bien et éliminez toute trace de souillure (terre, débris de feuilles mortes, petits insectes…).
Liez les brins en petites gerbes (10 brins environ) et suspendez-les 1 à 2 semaines la tête en bas, dans un local sec et aéré.
Les fleurs, les pétales, les fruits et les graines seront étalés sur une clayette ou un linge.
Les racines devront être nettoyées puis séchées, soit suspendues, soit à plat sur une clayette. Les gros rhizomes seront de préférence coupés en morceaux avant séchage.
Une fois sèches, réduisez les plantes en petits fragments (équeutez les feuilles, brisez les brins, coupez les racines…) et stockez-les dans des sacs en papier ou des bocaux de verre, en ayant soin de les étiqueter : nom de la plante, partie utilisée, mois et année de récolte.
Si vous souhaitez préparer des mélanges, placez les plantes en parts à peu près égales dans un grand saladier et mélangez bien.

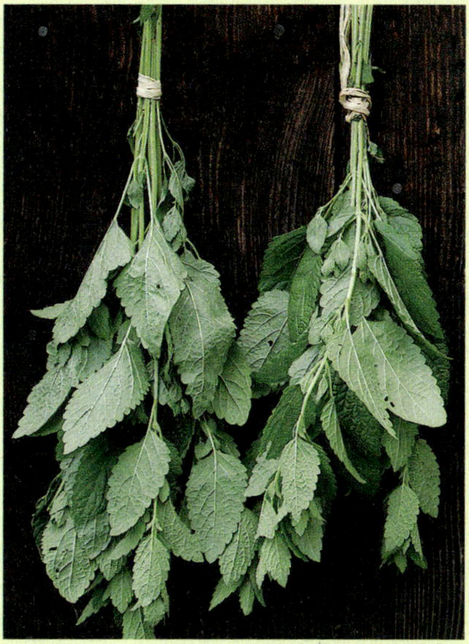

Séchage de bouquets de mélisse.

Répartissez dans des bocaux ou des sacs en papier, et étiquetez en précisant la composition en plantes et les propriétés (par exemple « tisane tonique », « mélange pour le soir »).

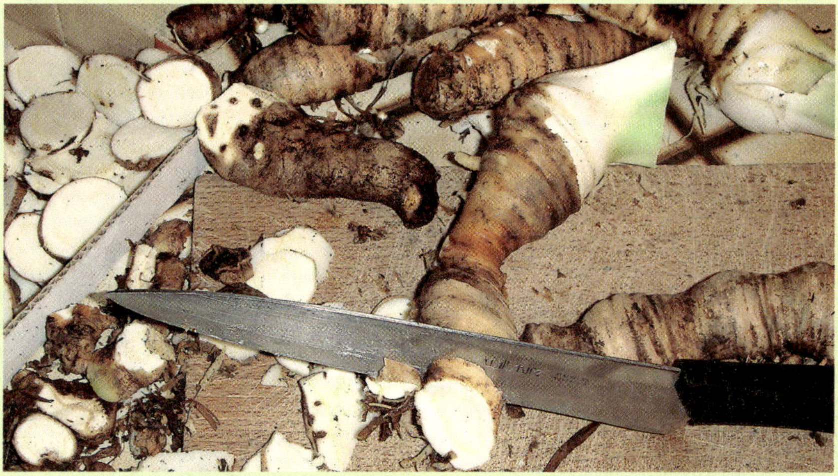

Pour un séchage parfait, certaines racines nécessitent un découpage préalable (ici, iris).

Nous ne reviendrons pas plus en détail sur ces « grandes classiques » dont les vertus sont connues de tous, mais nous y ferons souvent référence au cours de l'ouvrage. Nous préférons nous attarder sur certaines, moins populaires, qui méritent cependant d'être redécouvertes et réimplantées au jardin des simples.

Remarques préliminaires
Pour simplifier, nous avons employé dans l'ouvrage le terme de « fleurs », même lorsqu'il s'agit, d'un point de vue botanique, de capitules, d'ombelles ou de sommités fleuries.
Les noms latins des plantes figurent dans l'index à la fin de l'ouvrage.

- **Angélique** (racines) : en décoction, les racines sont stimulantes et soulagent les symptômes respiratoires, notamment la toux.
- **Bardane** (feuilles, fleurs, racines) : en interne (tisane), les feuilles, les fleurs et les racines sont employées contre les affections respiratoires (rhumes, toux). En lotion externe, l'infusion de feuilles est utile contre les irritations cutanées.
- **Bouillon-blanc, molène** (fleurs) : l'infusion de bouillon-blanc appliquée en compresses calme les brûlures, les irritations cutanées, les panaris, les plaies. En interne, elle soulage les affections respiratoires (toux, maux de gorge).
- **Grande consoude** (feuilles, racines) : malgré son surnom d'herbe aux coupures, elle est surtout utile pour soulager les ecchymoses et les entorses (infusion de feuilles ou décoction de racines appliquées en compresses). Les cataplasmes de racines calment les brûlures.

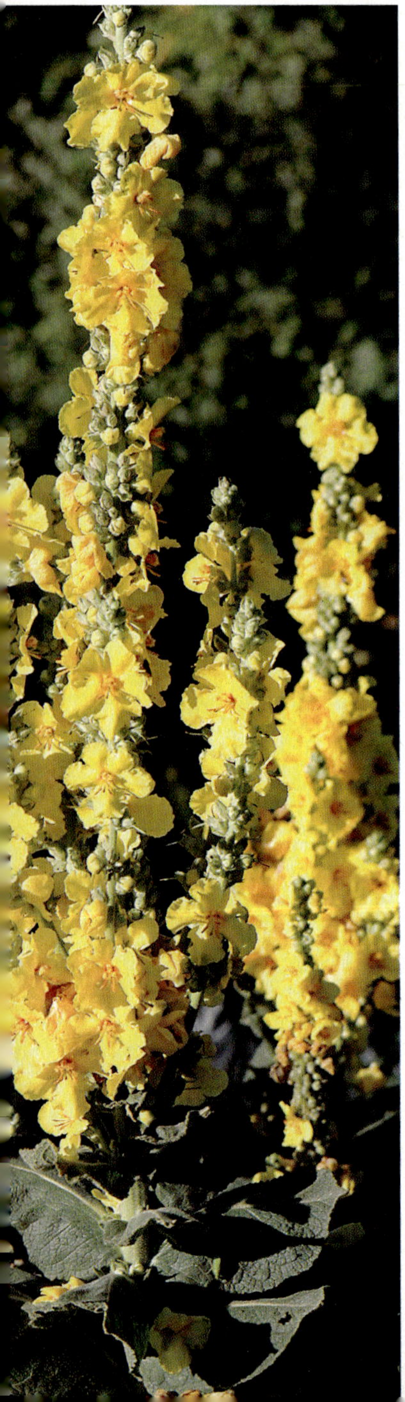

Les cierges majestueux de la molène.

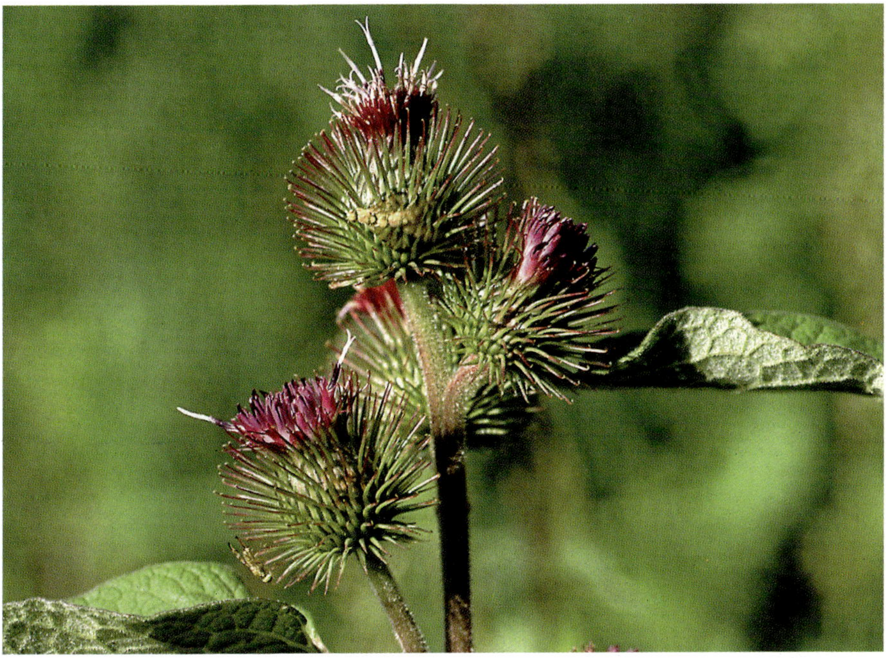

Bardane.

- **Hysope** (fleurs) : plante condimentaire assez proche du thym. En interne elle soulage les affections respiratoires à composante allergique. En externe, elle facilite la guérison des ecchymoses et la cicatrisation des plaies.
- **Mauve** (fleurs, feuilles) : riche en mucilages, la mauve est adoucissante. En gargarismes, l'infusion de feuilles et de fleurs calme les maux de gorge. En tisane, l'infusion de fleurs soulage les inflammations des voies respiratoires. En lotion externe, elle apaise les peaux irritées. Notons que la guimauve et la rose trémière ont des propriétés assez comparables, mais sont moins efficaces contre les affections respiratoires.
- **Salsepareille** (racines) : en externe, la décoction de racines soulage les eczémas et autres affections cutanées inflammatoires.

La vulnéraire (triolet)

Le nom même de vulnéraire (littéralement « qui guérit les blessures ») montre bien quelle importance on lui accordait jadis. Elle était, en effet, utilisée pour désinfecter les blessures et les infections cutanées (compresses ou lavage avec l'infusion de fleurs). Son usage est aujourd'hui tombé en désuétude.

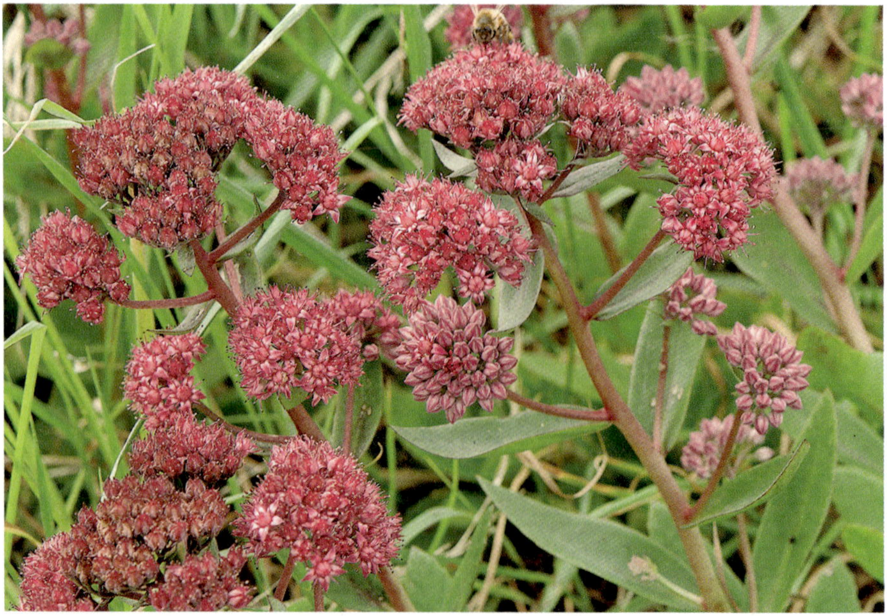

L'orpin reprise, également appelé herbe à la coupure, pour ses propriétés cicatrisantes.

Les plantes d'ornement

On sait que le lis ou la rose sont très employés pour les soins de beauté. Mais d'autres plantes d'ornement offrent également des vertus médicinales, dont certaines sont insoupçonnées.

- **Aloès, *Aloe vera*** (suc, pulpe) : le suc contenu dans les feuilles est une véritable panacée. En externe, il est cicatrisant, anti-inflammatoire, antiseptique. Il soulage les irritations, les rougeurs, les brûlures légères, les coups de soleil, les démangeaisons, les piqûres d'insectes. Il facilite la guérison des petites coupures, des égratignures et des écorchures. Notons qu'à défaut de suc frais, on peut employer le gel d'aloès du commerce (voir p. 59).
- **Capucine** (fleurs) : réputée pour les soins capillaires, la capucine est également expectorante et soulage les affections bronchiques.
- **Échinacée, rudbeckia** (fleurs) : l'échinacée est le pendant américain de notre souci des jardins, car elle a des propriétés externes très proches (calmantes, cicatrisantes). La principale espèce médicinale est *Echinacea purpurea*, aux fleurs rose pourpre. En interne, elle est immunostimulante, donc recommandée en prévention des rhumes.

- **Houttuynia** (feuilles) : ce couvre-sol est une plante médicinale très réputée en Asie. Le suc des feuilles fraîches, au parfum évoquant l'orange, est efficace sur les blessures et les œdèmes ainsi que sur les piqûres d'insectes.
- **Orpin reprise, sédum** (suc, pulpe) : vulnéraire et anti-inflammatoire, l'orpin reprise est parfois appelé herbe à la coupure. Appliqués sur les coupures ou brûlures, le suc ou la pulpe des feuilles facilitent la cicatrisation. Son « grand frère », *Sedum spectabilis* (sédum d'ornement), a les mêmes propriétés. Tous deux sont apparentés aux joubarbes (voir p. 44).
- **Rose trémière ou passerose** (fleurs) : voir mauve.
- **Souci, souci des jardins, calendula** (fleurs) : les fleurs du souci contiennent des substances très douces aux propriétés calmantes. L'infusion, en tisane, apaise les affections respiratoires. En lotion ou en compresses, elle soulage les plaies, les affections cutanées, les brûlures, l'eczéma. La macération huileuse est une des plus utiles en soins cutanés.
- **Verge d'or, solidago** (fleurs) : l'infusion est calmante et cicatrisante. On peut l'appliquer en compresses sur les plaies ayant du mal à cicatriser.
- **Vigne rouge** (feuilles) : très riche en polyphénols, c'est un excellent protecteur et stimulant vasculaire. L'infusion de feuilles séchées est recommandée en cas de jambes lourdes, de couperose. La macération huileuse est très utile en massage.
- **Violette odorante** (fleurs) : l'infusion de fleurs séchées est expectorante et soulage les toux grasses.

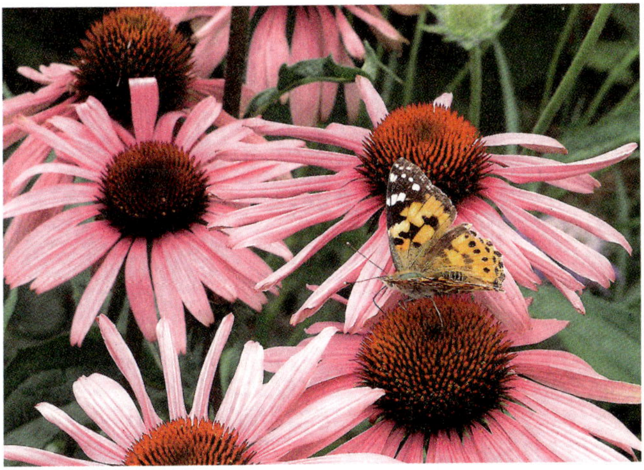

Les rudbeckias, aux vertus médicinales méconnues.

Les sauvageonnes

Certaines plantes médicinales du jardin poussent à l'état sauvage : achillée, angélique, armoise, camomille, mauve, menthe, serpolet, thym… Pour d'autres, en revanche, vous n'aurez pas le choix : on ne les trouve pratiquement que dans la nature (à moins qu'elles ne s'invitent chez vous). Dans la liste ci-dessous, nous n'avons sélectionné que des plantes communes, que l'on trouve en principe dans toutes les régions de France (selon la nature du terrain).

- **Achillée millefeuille** (fleurs) : l'achillée aurait tout aussi bien pu être classée parmi les plantes du jardin d'ornement, où on la trouve de plus en plus souvent. En application externe (lotion, compresses), l'infusion forte de fleurs ou de plante entière a des vertus cicatrisantes (4 cuillers à soupe pour 1/4 de litre d'eau). En interne, elle est expectorante.
- **Aigremoine** (fleurs) : plante sauvage très commune, on emploie l'infusion de fleurs en bains de bouche et en gargarismes, pour soulager les affections de la gorge. La décoction forte est appliquée en compresses sur les affections cutanées.
- **Algues** (stipe) : les algues récoltées sur le littoral sont reminéralisantes et tonifiantes, très utiles en cas de fatigue. La plus connue est le varech (fucus vésiculeux), mais nous reviendrons, dans le chapitre suivant, sur les autres espèces intéressantes.
- **Aubépine** (fleurs et baies) : en tisane ou en bains, elle soulage les troubles circulatoires et notamment les jambes lourdes. C'est aussi une tisane relaxante qui facilite l'endormissement.

Cueillir en respectant Mère Nature

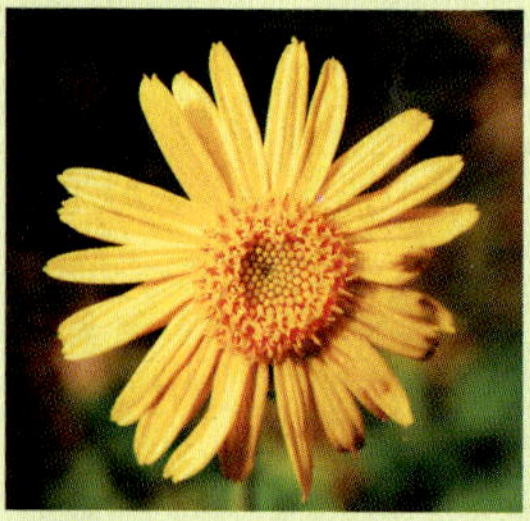

Arnica des montagnes.

Pour profiter de cette « herboristerie gratuite », assurez-vous de bien identifier la plante et de la cueillir dans un lieu protégé de la pollution et des souillures. Ne la prélevez que si vous êtes sûr de ne pas nuire à son développement : choisissez un emplacement où la plante est suffisamment abondante, laissez des fleurs en place et n'arrachez les racines que si c'est la partie recherchée. Pour certaines plantes devenues rares, comme l'arnica, assurez-vous que leur cueillette n'est pas interdite dans la région concernée.

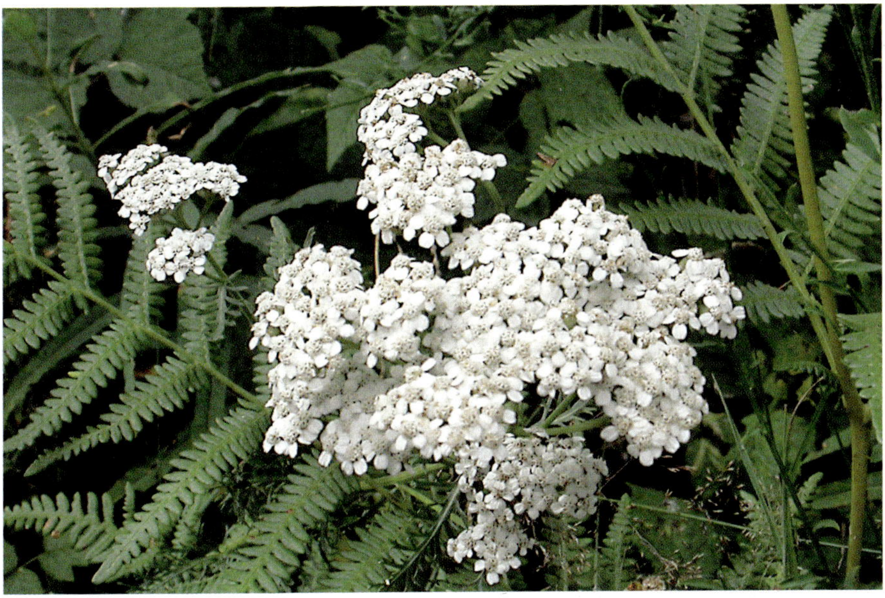

Achillée millefeuille.

- **Bruyère** (sommités fleuries) : elle est surtout connue pour soulager les affections urinaires, mais on peut également l'ajouter aux bains tonifiants, anti-fatigue.
- **Chélidoine, herbe aux verrues** (suc) : le suc jaune qui s'écoule de ses tiges agit contre les verrues. Attention toutefois, car la plante est irritante (suc caustique).
- **Chiendent** (racine) : en tisane, la décoction de racine est diurétique et dépurative, notamment en cas d'affection cutanée. En lotion externe, elle soulage les eczémas.
- **Coquelicot** (fleurs) : le coquelicot fait partie des plantes « pectorales ». L'infusion de pétales séchés est connue pour soulager la toux sèche et l'enrouement.
- **Églantier** (fruits) : les fruits, ou cynorrhodons, sont réputés pour leur teneur élevée en vitamine C, y compris après séchage. Ajoutez-les en décoction à vos tisanes hivernales, pour leurs propriétés toniques et en prévention des affections respiratoires.

Et le tussilage ?
Le tussilage est également une plante « pectorale » réputée. Mais comme il contient des alcaloïdes, qui rendent son emploi assez délicat, nous avons choisi de ne pas le retenir dans cette sélection.

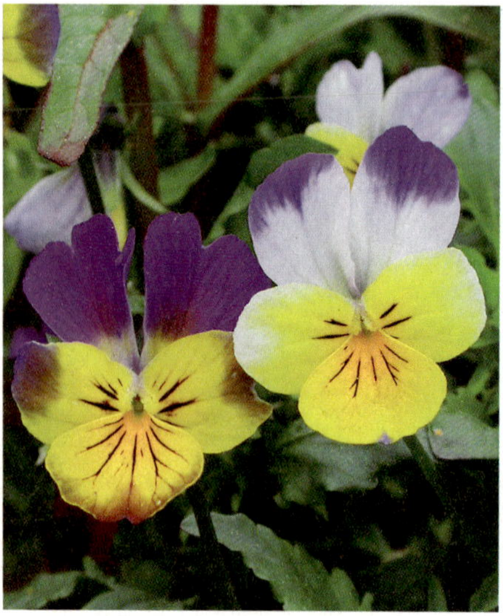

Pensées sauvages.

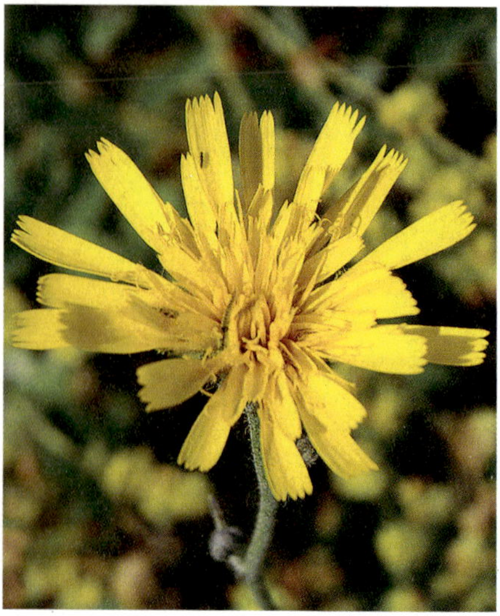

Piloselle.

- **Fumeterre** (fleurs, parties aériennes) : l'infusion de fumeterre, en compresses, est très réputée contre les affections cutanées (eczéma, urticaire…). En interne, elle a des propriétés diurétiques, dépuratives et drainantes.
- **Genévrier** (baies) : ces baies comestibles sont réputées pour leurs propriétés calmantes sur les douleurs musculaires et articulaires. La macération huileuse de genévrier est d'une efficacité remarquable après tout effort physique éreintant.
- **Géranium robert** (fleurs, feuilles) : antiseptique et astringente, l'infusion est réputée soulager les affections buccales et ORL (aphtes, maux de gorge…) ainsi que les affections cutanées, notamment les lésions infectées, avec production de pus.
- **Joubarbe des toits, « artichaut des murailles »** (feuilles, suc) : elle aussi appelée « herbe aux coupures » ou « herbe aux brûlures » en raison de ses propriétés cicatrisantes et apaisantes, qui se rapprochent de celles des orpins.
- **Lierre grimpant** (feuilles) : le lierre est réputé comme tonique circulatoire. On peut ajouter une décoction forte de feuilles à un bain tiède pour prévenir ou soulager les jambes lourdes.

- **Marrube blanc ou marrube commun** (fleurs) : cette plante commune qui ressemble au lamier est très réputée pour le traitement des affections respiratoires (rhume des foins, rhume banal).
- **Mélilot** (fleurs) : tonique veineux, le mélilot est recommandé en tisane contre les jambes lourdes. En externe, l'infusion peut être employée en compresses sur les irritations cutanées et oculaires, en compresses chaudes sur les foulures, les contusions.
- **Millepertuis** (fleurs) : très commun dans nos campagnes, ses fleurs servent à la préparation d'un macérat huileux aux vertus souveraines contre de nombreux petits maux, notamment contre les brûlures et les irritations cutanées.
- **Ortie** (feuilles, tiges) : en lotion ou compresses, l'infusion soulage certaines affections de la peau (eczéma) et les douleurs articulaires. Selon Maurice Mességué, pionnier du renouveau de la phytothérapie en France, elle est un remède souverain.
- **Pensée sauvage** (plante entière) : elle est dépurative, notamment en cas d'affections cutanées.
- **Piloselle** (plante entière) : excellent diurétique et dépuratif (facilite l'élimination de l'urée et des chlorures).
- **Pissenlit** (racine) : remède naturel majeur, reconnu par de nombreuses pharmacopées. L'infusion est digestive, diurétique et dépurative. Elle est particulièrement utile au printemps, pour débarrasser l'organisme des surcharges de l'hiver.

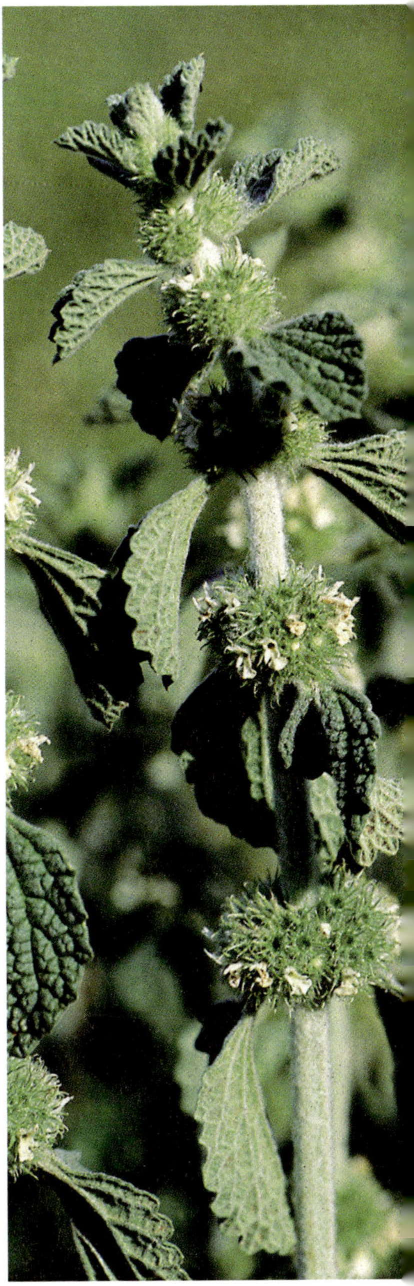

Marrube blanc.

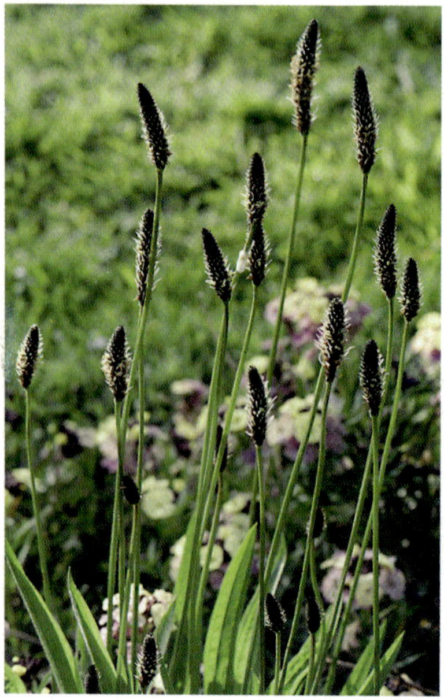

Le précieux plantain des prairies.

- **Plantain lancéolé** (feuilles) : le plantain est une des plantes les plus utiles contre les « petits bobos ». Les feuilles fraîches, grossièrement broyées et appliquées directement sur la peau, calment les piqûres d'insectes, les petites blessures. En interne, il traite les infections et les inflammations des voies respiratoires, de la bouche et du pharynx (usage reconnu par la communauté scientifique).
- **Pourpier** (feuilles, suc) : le suc qui s'écoule des feuilles calme les blessures et inflammations (comme celui des sédums et joubarbes). En tisane, les feuilles séchées soulagent les douleurs articulaires.
- **Prêle** (parties aériennes) : la plante stérile (dite « queue de cheval ») s'emploie en infusion pour ses propriétés diurétiques légères. Elle soulage les douleurs articulaires.
- **Reine-des-prés ou spirée** (fleurs) : anti-inflammatoire, digestive, cicatrisante et dépurative, l'infusion peut être employée en tisane, notamment contre les douleurs articulaires, les états grippaux, et en lotion ou en compresses pour nettoyer les plaies irritées, ulcéreuses.

La reine-des-prés doit ses propriétés aux dérivés salicylés, apparentés à l'aspirine, qu'elle contient, tout comme l'écorce de saule blanc et la gaulthérie couchée (voir p. 54). En interne, la décoction d'écorce de saule blanc est elle aussi employée contre les douleurs articulaires et la fièvre. L'infusion de feuilles de frêne élevé a les mêmes usages, mais son principe actif est le rutoside.

- **Ronce** (feuilles) : la décoction est utile aussi bien en gargarismes, contre les maux de gorge ou les aphtes, qu'en compresses sur les plaies ulcéreuses, ayant du mal à cicatriser. Les feuilles du framboisier sauvage et celles du framboisier cultivé ont les mêmes propriétés.

Les arbres du jardin et de la campagne

- **Bouleau blanc** (feuilles) : plusieurs parties de l'arbre le plus répandu d'Europe sont médicinales. On retiendra surtout les propriétés diurétiques et dépuratives des feuilles séchées.
- **Eucalyptus** (feuilles) : si vous avez la chance de posséder un eucalyptus, employez ses feuilles séchées pour soulager ou prévenir les affections respiratoires (en tisane ou en inhalation).
- **Hamamélis ou noisetier des sorcières** (feuilles) : ce petit arbre d'ornement est une véritable panacée. Il a des propriétés calmantes, astringentes, décongestionnantes, antibactériennes et stimulantes vasculaires. La lotion (infusion) calme les brûlures mineures, les coups de soleil, les irritations cutanées, l'eczéma et les piqûres d'insectes.
- **Marronnier d'Inde** (écorce, fruits) : on emploie la graine, ou marron, ainsi que l'écorce, en décoction pour leurs excellentes propriétés protectrices et stimulantes vasculaires.
- **Noisetier** (feuilles) : l'infusion de feuilles est traditionnellement employée en tisane pour soulager les troubles de la circulation veineuse, les jambes lourdes ou enflées, les varices.
- **Pin sylvestre** (bourgeons, aiguilles) : l'infusion de bourgeons et d'aiguilles soulage les affections respiratoires, aussi bien en tisane qu'en inhalation ou en gargarismes. On peut le remplacer par le sapin ou l'épicéa (mêmes parties utilisées).

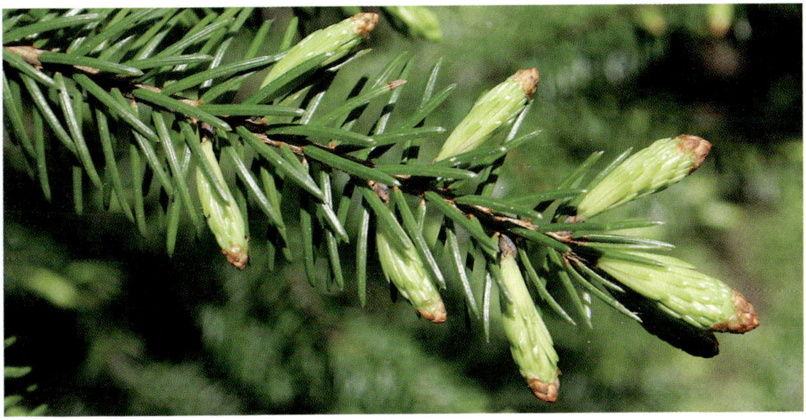

Bourgeons et aiguilles d'épicéa.

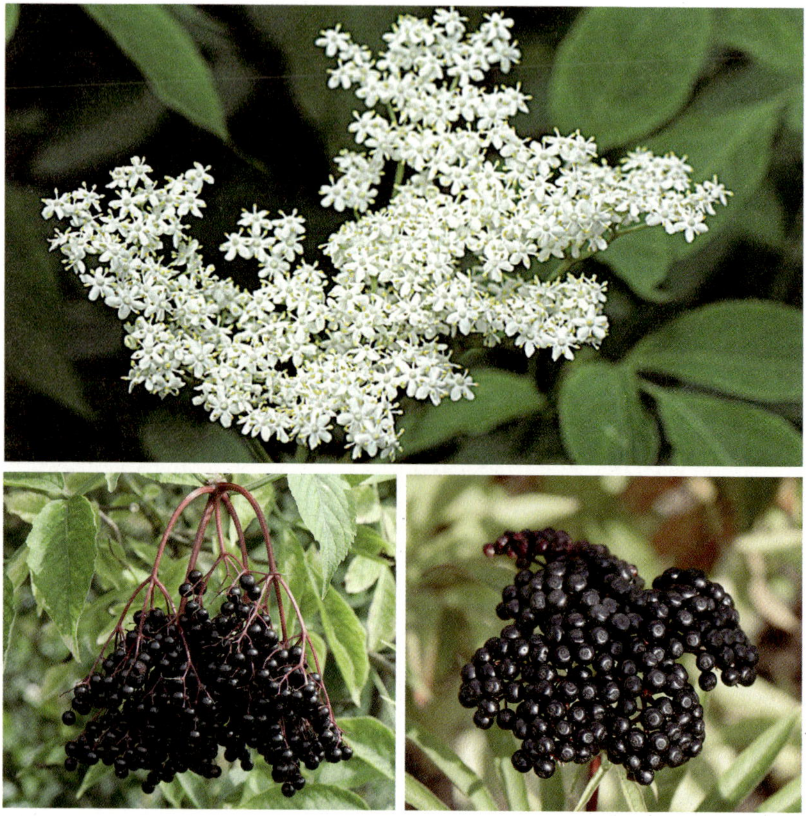

Fleurs de sureau noir (haut), baies de sureau noir (bas gauche) à ne surtout pas confondre avec les baies du sureau hièble (bas droite) toxiques. Les grappes de baies du sureau noir sont pendantes, celles du sureau hièble sont dressées au sommet des bouquets de feuilles.

- **Sureau noir** (baies, fleurs) : la décoction de baies ou l'infusion de fleurs de sureau noir soulagent les affections respiratoires (rhume, mal de gorge…) et même la grippe, et apaisent les douleurs rhumatismales.

MISE EN GARDE

Ne consommez les baies de sureau que si vous êtes sûr de ne pas les confondre avec d'autres baies toxiques : sureau hièble (plante herbacée vivace), troène. En cas de doute, consultez un pharmacien ou achetez-le en herboristerie.

- **Tilleul** (fleurs) : les fleurs, ou bractées, sont très réputées pour leurs propriétés calmantes, relaxantes.

Les huiles essentielles

Les huiles essentielles méritent de trouver leur place dans la pharmacie familiale. Nombre d'entre elles sont antiseptiques et/ou anti-inflammatoires, mais elles exercent aussi des actions plus spécifiques. Parmi les plus remarquables, on peut citer la ciste ladanifère, puissant hémostatique ; l'immortelle d'Italie, qui prévient les ecchymoses ; la camomille romaine, souveraine contre les irritations, les gerçures ; la tanaisie annuelle, radicale contre les piqûres de guêpes ou d'araignées ; la lavande aspic, qui accélère la cicatrisation des plaies. Bien qu'elles soient plutôt chères (sauf la lavande aspic), ces huiles essentielles sont indispensables si vous avez des casse-cous ou des maladroits dans votre entourage !
Le choix des huiles essentielles est vaste puisqu'il existe dans le commerce plus de 150 variétés aux propriétés reconnues. Il nous a donc fallu opérer une sélection, fondée notamment sur des critères de polyvalence, de disponibilité sur le marché et de prix, parmi celles qui permettent de soulager les petites pathologies abordées dans l'ouvrage. Cette sélection a été effectuée en collaboration avec le docteur Guy Avril. Les recettes et formules données dans cet ouvrage feront exclusivement appel aux huiles essentielles retenues (voir en encadré page suivante).

Un concentré d'actifs

Les huiles essentielles concentrent des actifs aromatiques qui leur confèrent leurs propriétés pharmacologiques, mais aussi une certaine toxicité.
Parmi les actifs plus importants, on citera :

- **acides et esters** : antifongiques, anti-inflammatoires ;
- **alcools** : antiseptiques, anti-inflammatoires, toniques ;
- **aldéhydes** : calmants, antimicrobiens ;
- **phénols** : antiseptiques, toniques, antioxydants ;
- **terpènes** (sesquiterpènes, monoterpènes) : antiseptiques, stimulants, drainants. On les trouve souvent sous forme d'oxydes (tels que le cinéole) ;
- **cétones** : stimulants cellulaires, cicatrisants, sédatifs cutanés ;
- **coumarines** : calmantes, antispasmodiques, photosensibilisantes ;
- **diones** (variété de cétones présentes dans l'immortelle) : cicatrisantes et anti-hématomes. Moins toxiques que les autres cétones.

Notre sélection d'huiles essentielles

Ajowan
Bois de rose
Cajeput
Camomille romaine
Cèdre de l'Atlas
Ciste ladanifère
Citron zeste
Citronnelle de Java
Copahu (Copaïba)
Cyprès toujours vert
Estragon
Eucalyptus citronné
Eucalyptus radié
Gaulthérie couchée
Genévrier
Géranium rosat
Immortelle (hélichryse d'Italie)
Laurier noble
Lavande aspic
Lavande fine (vraie)
Lavandin super
Menthe poivrée
Niaouli
Origan vulgaire
Palmarosa
Petit grain bigaradier
Pin sylvestre
Ravensare aromatique
Romarin à cinéole
Romarin à verbénone
Sarriette des montagnes
Sauge sclarée
Tanaisie annuelle
Tea-tree

En gras : celles qui nous semblent particulièrement utiles pour constituer une bonne base de départ.

MISE EN GARDE

Sauf exception, ces huiles essentielles sont bien tolérées. Quoi qu'il en soit, elles doivent être employées dans le strict respect des précautions indiquées plus loin.

Ne vous procurez pas toutes les huiles essentielles citées, mais simplement certaines d'entre elles, selon vos besoins. Nous détaillerons plus loin leurs propriétés.

DU BON USAGE DES HUILES ESSENTIELLES

Précautions générales

Les huiles essentielles étant très concentrées, on doit toujours les employer dans le respect des précautions d'usage :

- gardez-les hors de portée des enfants ;
- ne les employez pas chez l'enfant de moins de 5 ans (sauf rares exceptions : demandez l'avis d'un professionnel de santé) ;
- ne les employez pas en période de grossesse (même présumée) ou d'allaitement ;
- ne les appliquez jamais pures sur la peau (sauf certaines, comme lavande et tea-tree, à raison d'1 à 2 gouttes) ;
- ne les employez par voie interne qu'avec l'avis d'un professionnel ;
- ne les employez pas à long terme (plusieurs semaines consécutives), alternez leur usage ;
- ne les utilisez en diffusion ou inhalation qu'après vous être assuré qu'elles sont adaptées à cet usage ;

- demandez conseil à un professionnel de santé avant d'employer des huiles essentielles si vous présentez des troubles hormonaux (troubles du cycle notamment), des troubles nerveux sévères, une pathologie cancéreuse, des troubles cardio-vasculaires ;
- conservez-les dans un endroit sec, à l'abri de la lumière, de l'humidité et de la chaleur excessive, dans leur flacon d'origine bien fermé.

Comme on l'a vu page ci-contre, les huiles essentielles ne doivent pas être appliquées pures sur la peau. La concentration recommandée en application externe va de 0,5 à 2 % (massage, soins cosmétiques). Les concentrations plus élevées doivent être réservées aux soins localisés.

Le bon dosage
Pour faciliter le dosage, mémorisez cette règle : 1 % d'huile essentielle correspond environ à 2 gouttes pour 10 ml de base, soit 1 goutte par cuiller à café (5 ml).

Précautions particulières

Huiles essentielles allergisantes

Toute huile essentielle pouvant induire une allergie, il est conseillé de pratiquer un test de tolérance cutanée lorsqu'on emploie l'une d'elles pour la première fois, surtout pour les personnes sujettes aux réactions allergiques.
Diluez une goutte du produit à tester dans un peu d'huile végétale (amande douce, tournesol) et appliquez sur le poignet ou dans le pli du coude. Notez la réaction locale en observant régulièrement pendant quelques heures (généralement celle-ci se manifeste dans les 10-15 minutes). Au moindre signe de rougeur, de brûlure ou d'irritation, rincez immédiatement le produit à l'eau claire ou à l'aide d'une huile végétale. Par la suite, n'utilisez jamais, chez une personne donnée, un produit auquel elle a réagi. Ce type de réaction est purement individuel et le produit peut convenir à d'autres personnes. Parmi les huiles essentielles de la sélection, les plus susceptibles d'entraîner une allergie sont le bois de rose, la ciste ladanifère et le laurier noble.

Huiles essentielles photosensibilisantes

L'essence de zeste de citron (et d'agrumes en général) est photosensibilisante, et l'on ne doit pas s'exposer au soleil dans les 24 heures après l'application d'un produit qui en contient. Un même risque a pu être rapporté pour l'huile essentielle de lavande fine et certains petits grains (huiles essentielles extraites des feuilles et rameaux des agrumes), mais il semble exclu pour le petit grain bigaradier.

Huiles essentielles à employer avec particulièrement de prudence

Les huiles essentielles à cétones (dont le camphre) sont potentiellement neurotoxiques et abortives. Certaines huiles essentielles de la sélection contiennent des cétones, généralement à faible concentration : cèdre de l'Atlas, immortelle d'Italie, lavande aspic, lavandin super, menthe poivrée, romarin à cinéole et à verbénone, tanaisie annuelle. Il faut les employer dans le strict respect des précautions d'emploi énumérées précédemment. Elles sont notamment contre-indiquées (y compris en diffusion) chez les femmes enceintes ou souhaitant une grossesse, les jeunes enfants et les sujets ayant des antécédents épileptiques.

Les huiles essentielles à phénols et aldéhydes sont particulièrement irritantes pour la peau et les muqueuses. Il faut toujours les employer diluées (à 10 % au maximum) : ajowan, citronnelle de Java, estragon, eucalyptus citronné, origan vulgaire, sarriette des montagnes.

Huiles essentielles à proscrire pendant la grossesse

Comme nous l'avons vu, en règle générale, il est préférable d'éviter l'emploi des huiles essentielles en période de grossesse ou si vous désirez une grossesse. Les huiles essentielles suivantes sont formellement contre-indiquées : huiles essentielles à cétones et à phénols (voir ci-dessus). D'autres sont fortement déconseillées : cajeput, camomille romaine, ciste ladanifère, citron, genévrier, menthe poivrée, niaouli, palmarosa, sauge sclarée.

Huiles essentielles contre-indiquées en diffusion ou en inhalation

Voir aussi encadré p. 30. En règle générale, on évitera de diffuser des huiles essentielles à cétones, phénols et aldéhydes (notamment ajowan, estragon, immortelle d'Italie, origan vulgaire, sarriette des montagnes, tanaisie annuelle). On déconseille également les huiles essentielles suivantes qui contiennent des cétones à très faibles concentrations (autour de 1 %) : camomille romaine, ciste ladanifère. Enfin, l'huile essentielle de gaulthérie couchée (salicylate de méthyle à plus de 99 %) ne doit pas être employée par cette voie.

Des huiles essentielles qui ont réponse à tout

Dans la liste ci-dessous, seules les huiles essentielles sélectionnées p. 50 sont présentées. Il ne s'agit pas d'un descriptif complet, puisqu'il se limite à l'usage externe et aux propriétés relatives aux affections abordées dans l'ouvrage. Le nom latin de la plante d'origine est indiqué entre parenthèses pour éviter toute confusion à l'achat. Le cas échéant, les précautions d'emploi spécifiques sont précisées. Mais dans tous les cas, il convient de se référer aux précautions générales.

- **Ajowan** ou **thym indien** (*Trachyspermum ammi* à thymol) : antimicrobienne à large spectre, antalgique percutanée (douleurs articulaires, musculaires), tonique générale. Toujours employer fortement diluée car peut s'avérer irritante.
- **Bois de rose** (*Aniba rosea odora*) : antiseptique respiratoire, immunostimulante, antifongique, régénératrice cutanée, défatigante, reconstituante.
- **Cajeput** (*Melaleuca leucadendron cajuputii*) : puissamment antiseptique notamment respiratoire, expectorante, décongestionnante veineuse, stimulante, antalgique (courbatures et douleurs articulaires).
- **Camomille romaine** ou **camomille noble** (*Chamaemelum nobile*) : anti-inflammatoire, antiprurigineuse, calmante cutanée, antiallergique. Efficace sur les coupures, piqûres d'insectes, engelures, gerçures.
- **Cèdre de l'Atlas** (*Cedrus atlantica*) ou **cèdre du Liban** (*Cedrus lebanus*) : drainante, cicatrisante, décongestionnante des voies respiratoires, anti-moustiques (répulsive). Ne pas employer pendant de longues périodes.
- **Ciste ladanifère** (*Cistus ladaniferus*) : hémostatique, cicatrisante, antibactérienne, tonifiante cutanée. Peut s'utiliser pure, à raison de quelques gouttes, mais jamais sur une plaie étendue.
- **Citron zeste** (*Citrus limonum*) : antiseptique, stimulante vasculaire, tonique, adaptée aux soins des mains et des ongles. Ne jamais appliquer pure. Ne pas exposer les zones traitées au soleil dans les 24 heures. Conserver de préférence au réfrigérateur (c'est une essence, moins stable que les huiles essentielles).
- **Citronnelle de Java** (*Cymbopogon winterianus*) : anti-moustiques (répulsive), calmante cutanée et analgésique (douleurs articulaires et tendineuses), antifongique, déodorante et antiseptique.

- **Copahu ou copaïba** (*Copaifera officinalis*) : anti-inflammatoire et antalgique puissante, elle est très efficace sur les contusions, hématomes, foulures, douleurs articulaires, courbatures. Éviter de l'employer sur de longues périodes.
- **Cyprès toujours vert** (*Cupressus sempervirens*) : décongestionnante veineuse, drainante, antitranspirante (régulatrice de la transpiration), antitussive.
- **Eucalyptus citronné** (*Eucalyptus citriodora*) : puissamment anti-inflammatoire et antalgique (douleurs musculaires, tendineuses et articulaires), antiprurigineuse et apaisante cutanée, antifongique (pied d'athlète), répulsive anti-moustiques.
- **Eucalyptus radié** (*Eucalyptus radiata*) : antivirale (contre le rhume), antimicrobienne, décongestionnante nasale et respiratoire, antitussive, stimulante immunitaire et générale, défatigante. Ne pas employer à forte dose.
- **Estragon** (*Artemisia dracunculus*) : antiallergique (eczéma, rhume des foins), antalgique (douleurs musculaires, crampes, courbatures), tonique générale. Toujours employer fortement diluée car irritante. Éviter tout usage prolongé.
- **Gaulthérie couchée** ou **wintergreen** (*Gaultheria procubens*) : anti-inflammatoire et antalgique, très efficace contre les douleurs articulaires, crampes, courbatures. C'est un concentré de salicylate de méthyle (cousin naturel de l'aspirine).
- **Genévrier** (*Juniperus communis*) : anti-inflammatoire, antalgique (douleurs articulaires et musculaires), drainante, décongestionnante veineuse et lymphatique, expectorante. Éviter en cas de maladie rénale.
- **Géranium rosat** ou **géranium d'Égypte** (*Pelargonium graveolens* ou *Pelargonium x Asperum Egypte*) : très polyvalente, antifongique, antimicrobienne, hémostatique, répulsive moustiques, cicatrisante, calmante et réparatrice cutanée, stimulante veineuse et lymphatique, drainante, déodorante.
- **Immortelle** ou **hélichryse d'Italie** (*Helychrysum italicum*) : anti-hématomes, anticoagulante, cicatrisante, tonifiante vasculaire. Ne pas appliquer sur une plaie ouverte, car elle risque d'aggraver le saignement.

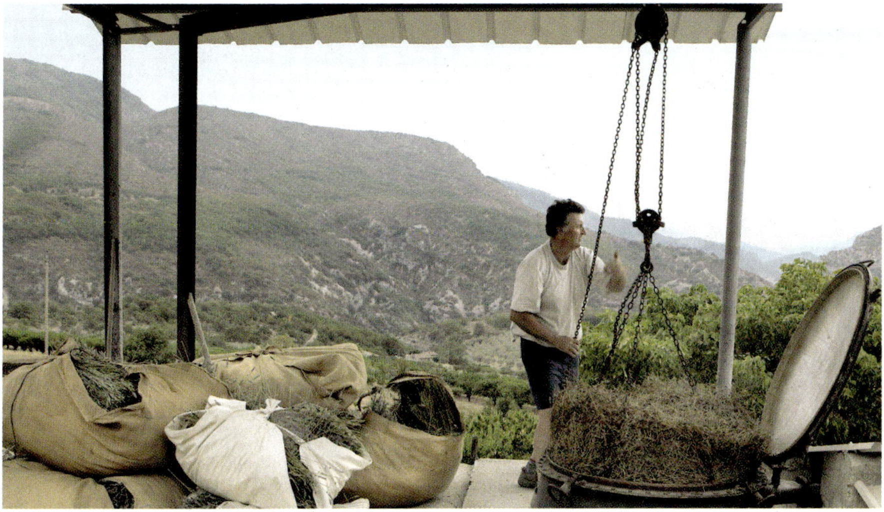

Distillation de la lavande en Provence.

- **Laurier noble** (*Laurus nobilis*) : antimicrobienne à large spectre (virus, bactéries, champignons), antalgique, expectorante. Pratiquer un test de tolérance cutanée avant l'emploi.
- **Lavande aspic** (*Lavandula latifolia*) : antiseptique (surtout antifongique), cicatrisante (brûlures, plaies, ulcères), calme les piqûres d'insectes, soulage les douleurs articulaires. Attention, contient du camphre (autour de 12-13 %).
- **Lavande fine** ou **lavande vraie** (*Lavandula angustifolia*) : très polyvalente, antiseptique cutanée et respiratoire, cicatrisante, régénératrice cutanée, sédative cutanée (calmante), décontracturante (crampes, contractures). Très adaptée aux soins de la peau (soins cosmétiques, irritations, dermites, eczéma). Usage facile et excellente tolérance.
- **Lavandin super** (*Lavandula latifolia x angustifolia, Lavandula burnatii*) : antiseptique, antalgique, calmante, antifongique, cicatrisante. Légèrement camphrée (moins de 5 %).
- **Menthe poivrée** (*Mentha piperita*) : tonique, rafraîchissante, décongestionnante nasale, expectorante, antiprurigineuse (démangeaisons), anesthésique local, analgésique (douleurs articulaires). Toujours employer très diluée, car irritante et toxique à forte dose. Fortement contre-indiquée chez les jeunes enfants (attention à l'inhalation). Pas d'usage prolongé.

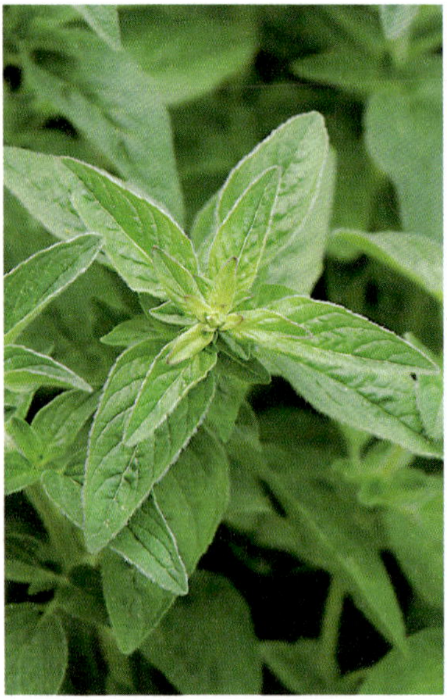

Origan.

- **Niaouli** (*Melaleuca quinquenervia*) : antibactérienne, antivirale, décongestionnante nasale et expectorante, anti-inflammatoire et antiprurigineuse, décongestionnante veineuse et lymphatique (jambes lourdes). Selon Guy Avril, « c'est une panacée dans ses indications ».
- **Origan vulgaire** (*Origanum vulgare*) : antimicrobienne à large spectre, indispensable pour prévenir les rhumes, tonique générale, immunostimulante. Application cutanée possible, mais toujours diluée (10 % au maximum) car dermocaustique si appliquée pure.
- **Palmarosa** (*Cymbopogon martinii var motia*) : antibactérienne et antifongique, antivirale, stimulante cutanée, cicatrisante, déodorante (transpiration), drainante lymphatique.
- **Petit grain bigaradier** (*Citrus aurantium var aurantium*) : polyvalente, anti-inflammatoire (douleurs articulaires), régénérante et revitalisante cutanée, antimicrobienne, antioxydante, antitranspirante.

Très douce et d'un emploi facile, l'huile essentielle de petit grain bigaradier est financièrement très abordable. Avec la lavande fine et le tea-tree, c'est le choix idéal pour qui veut s'initier à l'aromathérapie.

Qu'est-ce qu'une synergie ?

Vous aurez constaté que bon nombre d'huiles essentielles ont des propriétés voisines les unes des autres. Le principe de la synergie consiste à associer des huiles essentielles à activités similaires ou complémentaires pour optimiser l'efficacité de la préparation. C'est pourquoi vous verrez souvent dans l'ouvrage la mention : « Ajoutez les huiles essentielles suivantes, seules ou en mélange ». Mais attention : la quantité d'huiles essentielles dans la préparation ne doit pas dépasser le nombre total indiqué dans la formule. S'il s'agit de 100 gouttes, en additionnant le nombre de gouttes de chaque huile essentielle employée, vous ne devez pas dépasser 100.

Qu'est-ce qu'un chémotype ?

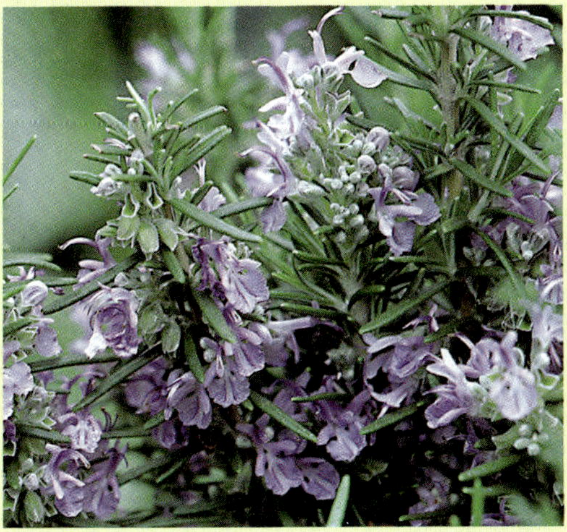

Les deux huiles essentielles de romarin proviennent de la même plante, mais leur composition chimique (ou chémotype) est différente. Le chémotype est caractérisé par la substance la plus représentée en pourcentage de la composition (ici, respectivement, cinéole et verbénone). Il traduit généralement l'influence du « terroir » : nature du terrain, ensoleillement, période de récolte.

Romarin officinal.

- **Pin sylvestre** (*Pinus sylvestris*) : tonique, antiseptique respiratoire et expectorante, rubéfiante (chauffante), analgésique, décongestionnante lymphatique. Pas d'usage fréquent chez les sujets hypertendus. Ne pas appliquer pure sur la peau.
- **Ravensare aromatique** (*Ravensara aromarica*) : excellent antiseptique, notamment antiviral (rhume), énergisante, drainante lymphatique. On peut l'appliquer pure (1 à 2 gouttes).
- **Romarin à cinéole** (*Rosmarinus officinalis*) : mucolytique, expectorante, bactéricide puissante, revitalisante cutanée (et capillaire). Mieux tolérée que le romarin à verbénone.
- **Romarin à verbénone** (*Rosmarinus officinalis*) : tonique, mucolytique (fluidifiant bronchique), expectorante, bactéricide, cicatrisante. Attention : contient des cétones (voir p. 49).
- **Sarriette des montagnes** (*Satureja montana*) : tonique, antiseptique, cicatrisante, antalgique (calme les douleurs musculo-articulaires). C'est une huile essentielle très utile, mais qui doit être employée avec beaucoup de précautions : diluer à 10 % au maximum, ne pas diffuser, strictement interdite chez la femme enceinte.

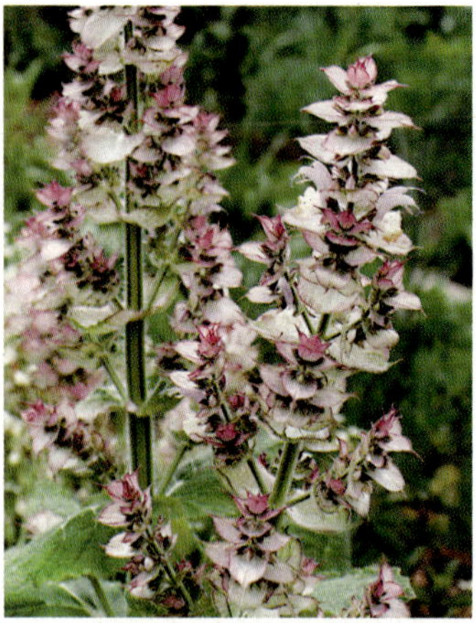

Sauge sclarée.

- **Sauge sclarée** (*Salvia sclarea*) : antitranspirante, tonique circulatoire et général. Employer avec prudence chez la femme, surtout en cas de troubles hormonaux. Strictement interdite en cas de grossesse. Ne jamais employer à long terme.
- **Tanaisie annuelle** (*Tanacetum annuum*) : anti-inflammatoire, antiphlogistique (œdèmes, enflures, piqûres d'insectes), antiprurigineuse, antiallergique, sédative, antalgique (douleurs articulaires). Huile essentielle à cétones : employer avec prudence.
- **Tea-tree** (*Melaleuca alternifolia*) : excellent antiseptique respiratoire et cutané (antibactérien, antiviral, antifongique), tonique et stimulante, décongestionnante veineuse et lymphatique, calmante (piqûres d'insectes). D'emploi facile, cette huile essentielle est indispensable.

Quelques alternatives

Certaines huiles essentielles non retenues dans la sélection peuvent être employées dans le cadre des pathologies traitées dans l'ouvrage, notamment si vous avez une bonne expérience de l'aromathérapie. Mais il faudra respecter strictement leurs précautions d'emploi. Attention notamment aux huiles essentielles irritantes.

- **Grosse fatigue, coup de pompe** : élémi, girofle, katafray, menthe citronnée ;
- **Douleurs articulaires, foulures, entorses** : combava, lantana ;
- **Douleurs musculaires** : lavandin grosso, marjolaine, romarin à camphre ;
- **Jambes lourdes** : lentisque pistachier, myrte rouge, pamplemousse, patchouli, valériane des Indes, vétiver ;
- **Infections cutanées** : cyprès bleu, manuka ;
- **Irritations cutanées** : hysope, litsée citronnée ;
- **Cicatrisation** : patchouli, thym à linalol ;
- **Rhumes, affections respiratoires banales** : hélichryse de Madagascar, hysope, inule odorante, manuka, marjolaine à coquilles, marjolaine sylvestre, origan, sapin baumier, saro, térébenthine, thym à thymol. Attention, plusieurs d'entre elles ne sont pas adaptées aux inhalations ;
- **Transpiration excessive** : lemongrass.

Les remèdes naturels et traditionnels

Les indispensables

Argile

Assainissante (elle adsorbe les bactéries et les sérosités), hémostatique, antalgique, protectrice (effet pansement), l'argile est particulièrement efficace sur les douleurs articulaires, les brûlures, les plaies... C'est un bon support pour les cataplasmes aux huiles essentielles. L'argile verte est très polyvalente, tandis que l'argile blanche (kaolin), plus douce, est particulièrement recommandée pour les soins cutanés. Elle peut être employée en poudrage des mains, des pieds ou des zones de frottement pour prévenir les irritations, les échauffements, les ampoules.

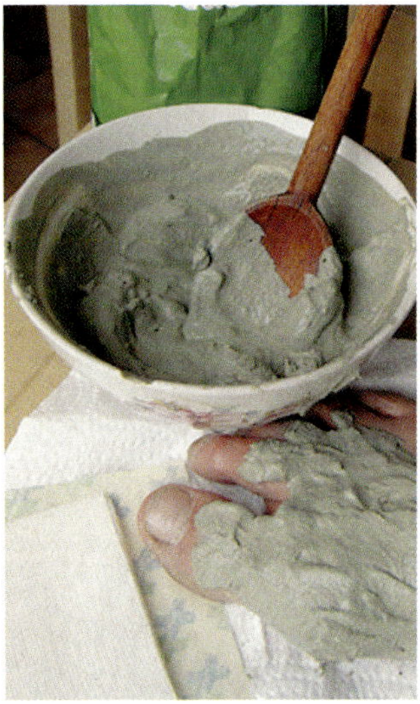

Le cataplasme d'argile, un trésor de la pharmacie naturelle.

Gel d'aloès

Le gel d'aloès du commerce a les mêmes propriétés que le gel natif extrait des feuilles. Il est hydratant, anti-inflammatoire, cicatrisant. Il soulage les irritations cutanées (brûlures, coups de soleil, eczémas...), les démangeaisons et les piqûres d'insectes. Préférez-le en version bio, en bouteille ou sous forme de gel stabilisé en tube.

Huiles végétales

Les huiles végétales vierges, de première pression à froid (voir encadré p. 24), sont indispensables. D'une part, elles servent de base pour les macérats huileux, les huiles thérapeutiques, les baumes. D'autre part, en raison de leur excellente affinité pour la peau, elles ont des propriétés nourrissantes, calmantes, cicatrisantes.

L'huile d'amande douce, polyvalente, convient à la plupart des soins. Les huiles sèches, très rapidement absorbées par la peau, ne laissent pas de sensation de gras (colza, macadamia, olive, pépins de raisin, sésame, tournesol). Elles sont idéales pour les massages.

Le beurre de karité, solide à température ambiante, convient à la préparation de baumes aromatiques.

Les huiles riches, sources d'acides gras polyinsaturés, sont recommandées en cas d'eczéma car elles renforcent la qualité de la peau (principalement bourrache, plus secondairement onagre, argan, colza, rosier muscat). L'huile de germe de blé, très cicatrisante, est recommandée sur les gerçures. Enfin, l'huile de calophylle inophyle, ou tamanu, est particulièrement conseillée en cas de troubles vasculaires et de douleurs articulaires.

▸ Hydrolats ou eaux florales

Les hydrolats sont obtenus lors de la distillation des plantes en alambic. L'eau d'évaporation se charge alors de substances aromatiques qui lui confèrent leurs propriétés spécifiques. Ainsi, les hydrolats de camomille ou de lavande, très doux, calment les irritations, les brûlures. L'eau de bleuet est réputée pour les soins des yeux.

▸ Miel

Ses propriétés cicatrisantes et calmantes cutanées sont reconnues par la communauté scientifique. Il calme les irritations de la gorge et soulage efficacement les brûlures. C'est aussi un bon support pour les huiles essentielles.

▸ Sels

Les sels s'emploient principalement en bains. On trouve dans le commerce divers types de sels ayant notamment des propriétés adoucissantes, reconstituantes et délassantes.

Le sel de mer : composé principalement de chlorure de sodium, il contient d'autres minéraux, dont l'iode, qui participent à ses propriétés relaxantes, reminéralisantes, drainantes (en bains). Il est plus doux que le sel fin de table qui peut s'avérer irritant.

Le bicarbonate de soude ou bicarbonate de sodium : obtenu principalement à partir de la craie, il a de multiples usages. En bains, il défatigue et facilite la récupération. En bains de pieds, il soulage les jambes lourdes et les pieds fatigués. Appliqué en poudre sous les aisselles ou sur les pieds, il combat les odeurs de transpiration.

Le chlorure de magnésium : très polyvalent, il est particulièrement recommandé en bains, en raison de ses remarquables propriétés décontracturantes, relaxantes et défatigantes. Il est également efficace en lotion ou en bains pour calmer les irritations cutanées, les eczémas et les plaies ayant du mal à cicatriser.

Les sels de la mer Morte et les sels d'Epsom : ils doivent leurs propriétés relaxantes, décontracturantes, calmantes, cicatrisantes à leur teneur élevée en magnésium (respectivement chlorure et sulfate).

Les solutions salines

Le sérum physiologique est une solution à 0,9 % de chlorure de sodium (isotonique), très douce, adaptée au nettoyage des plaies, des muqueuses et des fosses nasales. Il existe également des solutions d'eau de mer aux propriétés équivalentes. On peut préparer soi-même des solutions salines, hormis pour les soins des yeux, qui nécessitent des conditions de stérilité et de salinité très contrôlées. Pour cet usage très délicat, on recommande les solutions et collyres du commerce, de préférence en unidoses.

Vinaigre

Très utile aux soins cutanés, c'est un antiseptique léger aux propriétés calmantes. Il soulage les démangeaisons, les irritations et assainit les plaies cutanées peu infectées. On augmente son efficacité en y faisant macérer des plantes médicinales, obtenant ainsi un « vinaigre thérapeutique » (voir p. 29).

Les vétérans

Quelques remèdes anciens, généralement vendus en pharmacie, ont su résister à la pression de la pharmacopée moderne. La plupart sont à base de plantes, d'huiles essentielles ou d'autres extraits naturels, parfois associés à du salicylate de méthyle. On peut citer certaines spécialités pharmaceutiques comme Baume Aroma®, Baume Curomal®, Baume Kamol®, Végébom®, Arnican®, Contre-Coups Abbé Perdrigeon®. On trouve également dans les herboristeries ou les magasins de phytothérapie de nombreux baumes ou gels à base de plantes ou d'extraits naturels, parmi lesquels quelques classiques comme l'élixir du Suédois, le baume du tigre, le baume celtique… De même, les célèbres compositions du docteur Jean Valnet (Tégarome®, Climarome®, Flexarome®…), conçues pour répondre aux besoins de la vie quotidienne, sont toujours fabriquées et distribuées par le laboratoire Cosbionat selon les formules originelles. Enfin, n'oublions pas l'eau de Cologne véritable, la teinture de benjoin, l'eau de mélisse, l'alcool de menthe, la pierre d'alun, l'alcool camphré, la teinture d'iode…

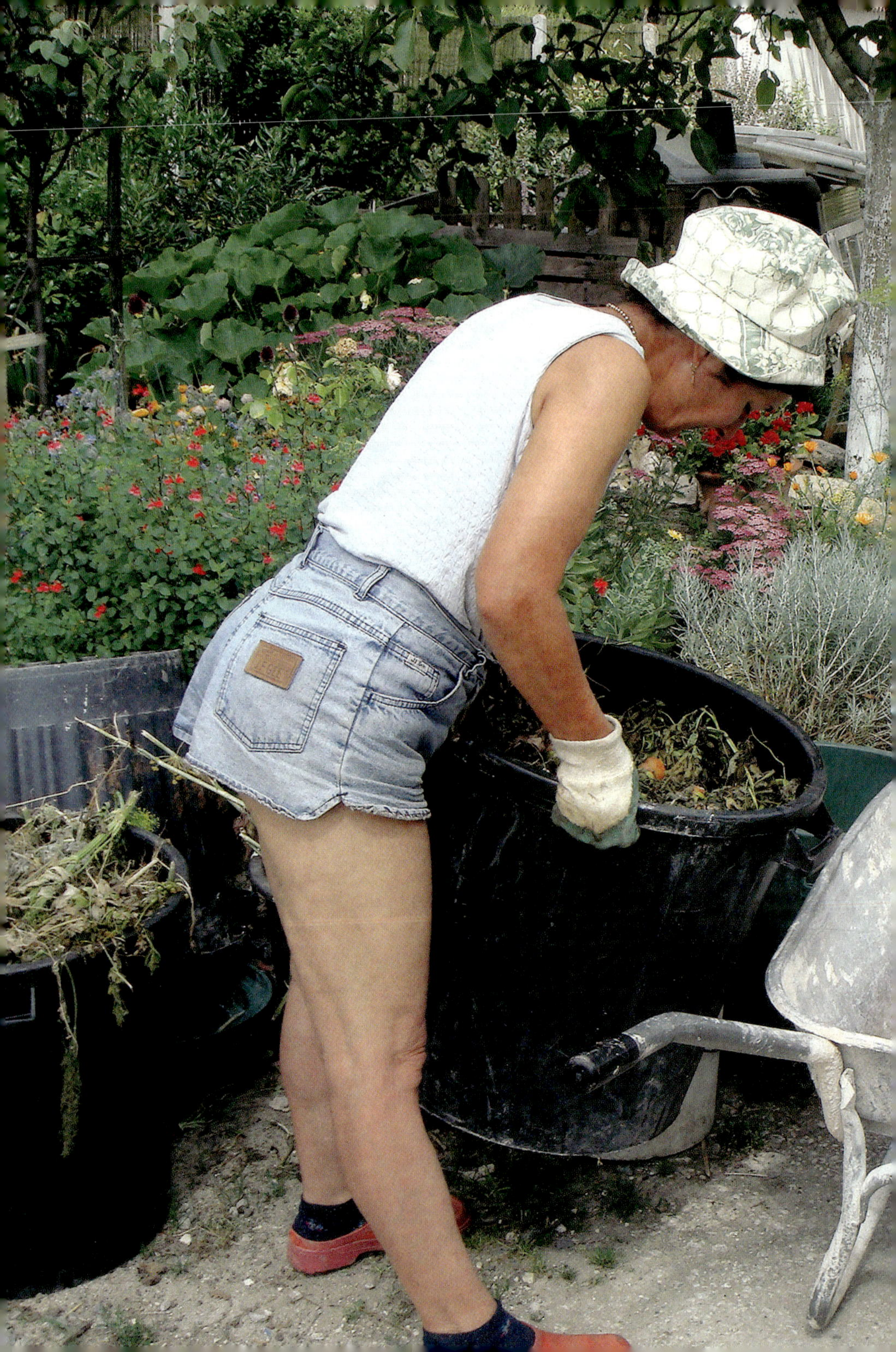

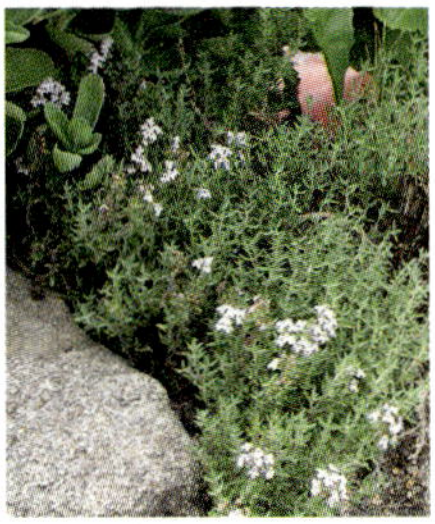

Après l'effort, ... le réconfort

Grosse fatigue

La fatigue est un affaiblissement général de l'organisme dû notamment à l'épuisement des réserves en minéraux et en nutriments énergétiques, et à l'accumulation de toxines dans les tissus, comme l'acide lactique dans les muscles (responsable de courbatures). La fatigue dite normale, ou physiologique, est la conséquence d'un effort physique intense ou prolongé, d'un surmenage intellectuel, d'une maladie. La cause en est clairement identifiée et elle régresse après un temps de repos ou une période de convalescence. Ainsi, la fatigue passagère provoquée par une activité physique raisonnable est souvent qualifiée de « bonne fatigue » ou de « saine fatigue ». En général elle disparaît rapidement au repos, laissant ensuite une sensation de bien-être. Mais parfois, après un après-midi d'efforts intensifs à désherber, élaguer, récolter, une marche plus éreintante que prévu, une balade à vélo, nous voilà « cassé ». C'est le moment de prendre le temps de s'occuper de soi, de se préparer une boisson réconfortante ou un bon bain stimulant. Ces gestes permettront d'améliorer la récupération et de repartir d'un bon pied.

Les activités de plein air, bien que salutaires, peuvent engendrer fatigue et douleurs. Muscles, articulations et système veineux sont les premiers à en souffrir, mais des solutions naturelles peuvent y remédier.

MISE EN GARDE

Les soins ci-après ne concernent que les fatigues physiques passagères, consécutives à un effort notable (jardinage, activités de plein air, randonnée…). Consultez votre médecin si la fatigue n'a pas de cause identifiée, si elle s'accompagne d'une baisse de moral ou si elle tend à persister. Une fatigue qui s'installe peut cacher un état de surmenage, un déficit nutritionnel ou une maladie sous-jacente.

CI-CONTRE *Au jardin, les travaux fatigants ne manquent pas !*

Ne pas confondre !

ASTHÉNIE : terme médical synonyme de fatigue, il est généralement employé pour désigner les fatigues pathologiques.
ÉPUISEMENT : ce terme du langage courant désigne une extrême fatigue.
FLEMME : envie de ne rien faire, sans raison valable et sans pathologie sous-jacente. Chez certains, elle est incurable !
MALAISE : sensation de mal-être qui traduit un mauvais fonctionnement passager ou durable de l'organisme.
NEURASTHÉNIE : ce terme quelque peu obsolète désigne un état mal défini de fatigue persistante. On lui préfère aujourd'hui le terme de « syndrome de fatigue chronique ».
STRESS : le stress est un ensemble de réactions physiques et psychiques qui se déclenchent lorsque notre organisme se sent menacé. Le stress mobilise l'énergie afin de réagir face à ce « danger » (réel ou virtuel) par la fuite ou le combat, réponse archaïque qui n'est plus adaptée à nos conditions de vie actuelles. Cette énergie libérée et inemployée peut alors se retourner contre nous et provoquer une série de désordres pathologiques.
SYNDROME DE FATIGUE CHRONIQUE (SFC) : le SFC se caractérise par une fatigue persistant depuis plusieurs mois, ne régressant pas après le repos et ne pouvant pas être expliquée par une maladie sous-jacente. Cet état s'accompagne d'autres symptômes, comme des douleurs musculaires (fibromyalgie) et articulaires, une fragilité du côlon et une tendance dépressive. Les causes du SFC semblent multifactorielles et ne sont pas totalement élucidées.

Quelques infusions de plantes et autres boissons toniques

Nombre de plantes ont des propriétés toniques et/ou stimulantes, qui aident à surmonter une fatigue passagère. En outre, certaines d'entre elles contiennent des substances excitantes à l'effet quasiment immédiat, comme la caféine ou la théine (thé, café, guarana, maté…).

Plantes et fruits toniques

Parmi les « classiques », les tisanes les plus tonifiantes sont la menthe, le romarin, la sarriette, la sauge, le serpolet, le thym. On pourra leur associer de la racine d'angélique, de gentiane ou de gingembre (en décoction) et, surtout l'hiver, des feuilles d'eucalyptus, des bourgeons et des épines de pin ou de sapin, des cynorrhodons (fruits de l'églantier), du citron, sous forme de zeste ou de jus. L'hibiscus (karkadé ou bissap) est aussi un excellent tonique, qui confère aux boissons une jolie couleur rouge et un délicieux goût acidulé.

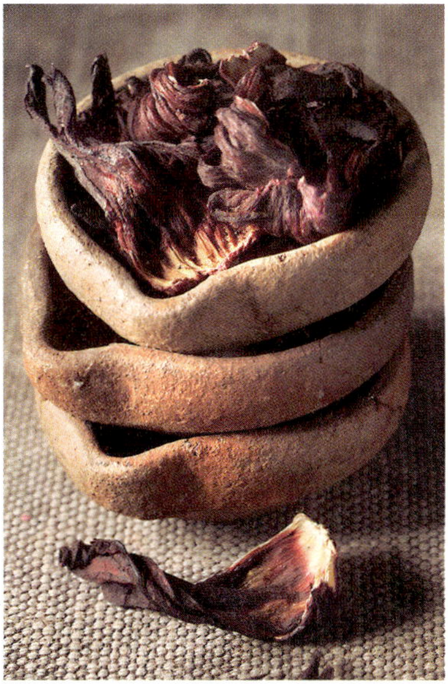

L'hibiscus séché apportera de la couleur et du tonus à vos infusions.

Boissons stimulantes

Plus exotiques encore que le thé ou le café, on pourra conseiller le maté (ou yerba maté) du Brésil et le guarana d'Amazonie. Mais attention, comme le café, ils sont riches en caféine. Si vous êtes sensibles à ses effets excitants (palpitations, insomnies…), préférez-leur le thé ou le cacao. Trop souvent consommé avec du lait, celui-ci est associé à l'image de la douceur. Mais on oublie qu'il s'agit d'un excellent tonique, qui, préparé à l'eau, peut servir de base à des boissons antifatigue très efficaces.

Épices

La plupart des épices sont stimulantes et certaines se prêtent bien à la préparation de boissons chaudes (cannelle, cardamome, girofle, gingembre, macis, noix de muscade…).

> On consomme le plus souvent tisanes, thé, café et cacao en boissons chaudes. On peut leur préférer l'été des boissons fraîches, qui semblent plus désaltérantes. Dans ce cas, pensez à préparer votre boisson tonique à l'avance. Placez-la au réfrigérateur une fois refroidie (rappel : conservation 24 heures pour les infusions, 48 heures pour les décoctions).

Tisane tonique du jardin

Cueillez au jardin les plantes toniques dont vous disposez (menthe, romarin, sarriette, sauge, serpolet, thym). Vous pouvez également préparer d'avance un mélange de plantes séchées comme indiqué dans l'encadré p. 37. Préparez une infusion selon la recette de base (p. 19). Si vous ajoutez de la racine d'angélique, coupez-la en petits dés et préparez-la en décoction, dans laquelle vous ferez infuser les autres plantes hors du feu. Si vous souhaitez sucrer, employez de préférence du miel tonifiant (romarin, sapin).

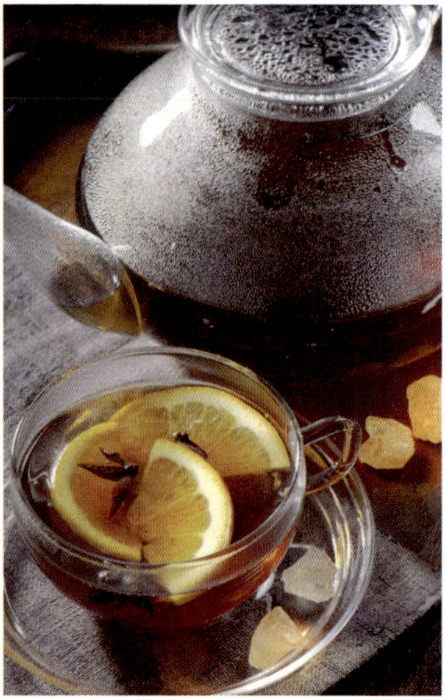

Le thé, boisson tonique par excellence, sera décliné selon la saison, épicé et chaud l'hiver, glacé et accompagné de fruits ou de menthe fraîche à la belle saison.

Thé glacé aux fruits

Pour 4 tasses ou 5 verres (1 litre de boisson) : 1 litre d'eau, 3 cuillers à café ou 3 infusettes de thé, environ 1 bol de fruits frais, toniques et vitaminés (citron, fruits rouges, kiwi, orange, melon, pêche…) coupés en tranches ou en quartiers. Préparez une infusion légère de thé, de préférence vert ou oolong (pauvres en théine, on peut les consommer à toute heure). Versez dans un bocal, laissez tiédir puis ajoutez les fruits. Placez le bocal au réfrigérateur et laissez infuser au moins une heure avant de consommer. Versez dans un verre à l'aide d'une louche en filtrant à travers une passoire. S'il en reste, conservez au réfrigérateur et consommez dans les 24 heures.

On peut faire infuser le thé directement dans l'eau froide, en même temps que les fruits, il n'en sera que meilleur. Dans ce cas, on laissera infuser au minimum 4 heures.

Sangria sans alcool

Procédez comme ci-dessus en remplaçant l'infusion de thé par un litre de jus de raisin bio. Vous pouvez ajouter quelques épices (cannelle, vanille, cardamome…). Laissez infuser au moins 3-4 heures au frais. Conservez au réfrigérateur et consommez dans les 24 heures.

Cocktails et jus de fruits

Quelle que soit la saison, tous les cocktails de fruits frais (jus ou « smoothies » de fruits mixés) peuvent donner un coup de fouet en cas de fatigue. Privilégiez les agrumes et, plus encore, les kiwis.

Thé énergisant aux épices (thé Tchaï ou Chaï)

Pour 4 tasses (1 litre de boisson) : 1 litre d'eau, 1 bâton de cannelle, 3 clous de girofle, 3 gousses (grains) de cardamome, 2 pincées de gingembre moulu, 1 cuiller à soupe de thé noir. Porter l'eau à ébullition, puis ajouter les épices. Laisser frémir 5 à 10 minutes. Versez cette décoction sur le thé, dans une théière, et laissez infuser 5 minutes. Versez dans les tasses à travers une passoire.

Des effets inattendus
Les épices toniques et stimulantes, notamment le gingembre, sont aussi réputées éveiller les sens et entrent dans la composition de nombreuses préparations aphrodisiaques. Aussi, ne vous étonnez pas si vous vous sentez quelque peu émoustillé par un plat ou une boisson épicés... Par ailleurs, les boissons aux épices sont « échauffantes ». Elles conviennent plus aux périodes froides qu'aux chaudes journées d'été.

Cacao épicé « hypertonique »
Pour 4 tasses : 1 litre d'eau, 6 cuillers à soupe de cacao en poudre ou de poudre chocolatée riche en cacao, 1 bâton de cannelle en copeaux, 2 pincées de gingembre ou de cardamome en poudre, 1 petite pincée de noix de muscade en poudre ou de macis (écorce de muscade), 1 cuiller à café de café soluble (facultatif), une petite pincée de piment d'Espelette (facultatif). Faites bouillir l'eau. Mettez le cacao dans un récipient allant sur le feu, puis versez dessus l'eau bouillante, petit à petit et en mélangeant bien pour éviter les grumeaux. Ajoutez les épices et remettez sur le feu. Laissez frémir 5 bonnes minutes, en tournant sans cesse. Hors du feu, ajoutez le café. Versez dans les tasses à travers une passoire.

Un petit remontant pour se requinquer !

Chacun connaît les effets délétères de l'abus d'alcool, sur la fonction psychomotrice à court terme et sur l'état général à plus long terme. Pourtant, il serait dommage de « diaboliser » les boissons alcoolisées, alors même que plusieurs études ont démontré les effets protecteurs cardiovasculaires de la consommation régulière de faibles doses d'alcool. Cette protection serait due notamment à une solubilisation et à une meilleure élimination du cholestérol. Néanmoins, l'alcool ne doit pas être considéré comme un moyen de préserver sa santé !
Ce que nous proposons ici sont des préparations alcoolisées toniques et échauffantes à base de plantes, à prendre en cas de fatigue ou de coup de froid. On en consommera toujours de très petites quantités : pour un

effet coup de fouet, il suffit au maximum d'un petit verre à liqueur, c'est-à-dire 3 cl (30 ml) ou 2 cuillerées à soupe, chez un adulte. Leur usage doit rester exceptionnel et être pris en compte dans votre bilan quotidien (voir encadré ci-dessous). On évitera toute boisson alcoolisée chez l'enfant et la femme enceinte.

Eaux-de-vie

Les eaux-de-vie sont obtenues par fermentation, puis distillation de grains ou de fruits. Elles sont chargées de molécules aromatiques et parfois de polyphénols provenant des fûts de conservation. Très riches en alcool, elles sont très toniques, mais doivent être consommées à faibles doses (voir encadré ci-dessous). Parmi les plus célèbres, on citera : cognac, armagnac, calvados, vodka, schnaps, whisky, gnole (eau-de-vie de fruits)… On peut les ajouter à des préparations chaudes comme le grog (voir p. 163).

Préparations traditionnelles aux plantes

De la chartreuse à la bénédictine en passant par le gin, on ne compte pas les préparations traditionnelles à base de plantes, d'épices et/ou de fruits macérés dans l'alcool. Certaines sont même obtenues directement à partir des huiles essentielles. L'alcool a en effet la propriété de solubiliser de nombreux constituants actifs des végétaux, notamment les pigments, les tanins, les molécules aromatiques et certaines vitamines. Nous évoquerons ici, parmi les plus célèbres, les alcools plus spécifiquement destinés à l'usage thérapeutique.

Pour votre santé, attention à l'abus d'alcool !

Les recommandations du Programme national nutrition-santé pour la consommation d'alcool sont les suivantes : ne pas dépasser 2 verres de vin (de 10 cl) par jour pour les femmes* et 3 pour les hommes. Deux verres de vin sont équivalents à 2 demis de bière ou 6 cl (60 ml) d'alcool fort.

* À l'exclusion des femmes enceintes auxquelles il est recommandé de s'abstenir de toute consommation d'alcool pendant la durée de la grossesse.

- **Alcool de menthe Ricqlès®** : en inhalation ou pris sur un sucre, l'alcool de menthe est tonifiant (effet coup de fouet) et soulage les troubles digestifs. En friction, il calme les piqûres d'insectes. Évitez toutefois son usage chez les enfants et plus encore chez les nourrissons.
- **Eau de mélisse des Carmes®** : cet élixir associant 9 épices et 14 plantes, dont la mélisse, fut créé en 1611 par un médecin qui en confia le secret à un membre de la confrérie des Carmes déchaussés, à Paris. De nos jours, sa notoriété n'a pas faibli et elle reste l'un des remèdes traditionnels les plus utiles au quotidien, soulageant coups de fatigue, digestion difficile, maux de tête… En friction, elle est antiseptique et antalgique.
- **Élixir du Suédois** : la recette originale de l'élixir du Suédois remonterait au XVIIe siècle. Il en existe plusieurs variantes, dont la fameuse formule de Maria Treben. Un nombre variable de plantes (jusqu'à 59) entre dans sa composition. Les plus courageux pourront entreprendre de le préparer eux-mêmes, mais il est plus simple et plus économique de se le procurer dans le commerce. L'élixir du Suédois est surtout connu pour son usage interne (tonifiant, digestif, dépuratif…), mais on peut également l'employer en friction, car il réchauffe les membres et soulage les articulations. En compresses, il convient aussi aux soins des inflammations cutanées, irritations, piqûres d'insectes, plaies infectées…

Préparations maison

On peut préparer soi-même des toniques maison, par macération alcoolique de plantes et notamment d'épices tonifiantes. Pour obtenir de l'alcool à 60°, se référer à l'encadré p. 28.

Eau de mélisse maison (d'après Marie-Antoinette Mulot)

Nous donnons ici une recette inspirée de la célèbre herboriste Marie-Antoinette Mulot (dans *Votre santé par les élixirs*, Éditions De Borée). Sa composition est proche de celle de la véritable eau de mélisse.
200 ml d'alcool à 60°, 25 g de feuilles de mélisse, 1 cuiller à café de racine d'angélique coupée en dés (à défaut, de gingembre), le zeste de 1/4 de citron bio, 1 cuiller à café de grains de coriandre concassés ou 1/2 cuiller à café de coriandre en poudre, 2 pincées de muscade en poudre, 3 ou 4 clous de girofle.

Lavez le zeste de citron et coupez-le en petits morceaux. Dans un bocal hermétique suffisamment grand, faites macérer les plantes, le citron et les épices dans l'alcool pendant une semaine, à l'abri de la lumière. Passez en exprimant à travers un linge. Laissez reposer encore 3 jours et mettre en bouteille (de préférence en verre teinté), bien fermée. Cette préparation se conserve au moins un an à température ambiante.

Eau de mélisse maison (variante)

300 ml d'eau-de-vie de fruits (40°), 50 g de feuilles fraîches de mélisse, 1 cuiller à café de racine d'angélique coupée en dés, 1 cuiller à soupe de morceaux de zeste de citron, 1 cuiller à soupe rase de grains de coriandre, 2 pincées de noix de muscade en poudre, 1 pincée de cannelle en poudre, 3 ou 4 clous de girofle.

Dans un bocal, laissez macérer la mélisse, l'angélique et le citron pendant 9 jours à l'abri de la lumière. Ajoutez les épices et laissez macérer encore une semaine. Filtrez.

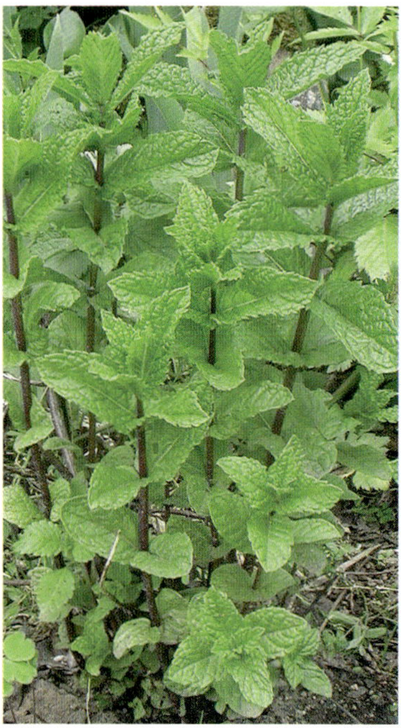

Alcool de menthe maison

200 ml d'alcool à 60°, 2 ou 3 belles branches de feuilles de menthe fraîche.

Ciselez les feuilles de menthe fraîche dans un bol. Prélevez-en 4 cuillers à soupe rases et transvasez-les dans un petit bocal. Recouvrez d'alcool à 60°, fermez hermétiquement et agitez pour bien immerger toutes les feuilles. Laissez macérer pendant 2 semaines environ, à l'abri de la lumière et de la chaleur. Filtrez et conservez dans un flacon fermant hermétiquement, de préférence en verre teinté.

On peut prendre ces « alcoolatures » sur un sucre ou dans un peu d'eau, en inhaler quelques gouttes versées sur un mouchoir, ou les employer en friction. Utilisez-les avec prudence chez les jeunes enfants.

Menthe.

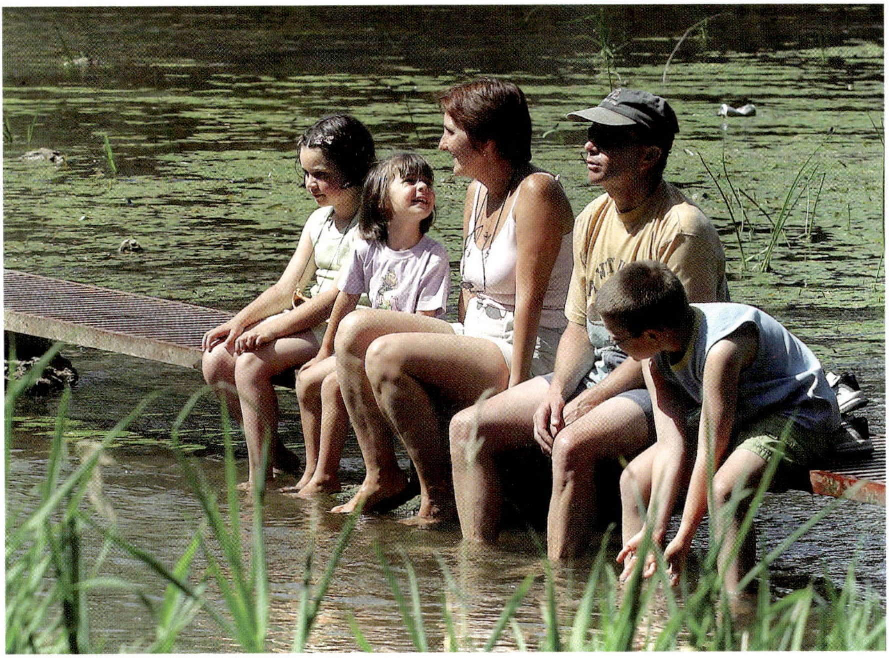

L'eau, calme et paisible, est pour tous source de repos et de bien-être.

Le plaisir d'un bain défatigant

Le manque de tonus est une notion quelque peu subjective, qui fait appel à notre propre ressenti. Une chose est sûre, c'est que certaines plantes et huiles essentielles tonifiantes peuvent nous aider à réagir contre la fatigue et que d'autres sont idéales pour se détendre et préparer le repos. Et, même si, respectueux de l'environnement, vous consommez l'eau avec parcimonie, ne méritez-vous pas, de temps en temps, un bon bain réparateur ? Vous pourrez ainsi combiner les effets reconstituants des plantes, des huiles essentielles, des sels, et l'action anti-fatigue et anti-douleur de l'eau chaude ou tiède.

En effet, la chaleur est connue pour soulager les douleurs articulaires et les contractures musculaires. Ceux qui en ont fait l'expérience savent que rien ne vaut une séance de sauna ou de hammam quand on a mal partout… En règle générale, pour profiter des bienfaits des bains traitants, on recommande d'y rester 15 à 20 minutes (sauf bains froids).

Bains aux plantes

Bain tonique aux plantes

Versez 1 litre d'eau bouillante sur un bon bol de plantes fraîches aux propriétés toniques, soit environ 150 g. Si vous utilisez des plantes séchées, procédez de la même manière avec à peu près la moitié d'un bol. Couvrez et laissez infuser 15 minutes. Filtrez, puis versez dans un bain tiède (31-36 °C).

Sélection de plantes toniques : bruyère, citron, eucalyptus, lavande (à la fois stimulante et relaxante), menthe, pin, romarin, sapin, sarriette, sauge, serpolet, thym.

Les plantes médicinales du commerce sont un peu chères pour être utilisées dans le bain, vu les quantités requises. Aussi, pensez à garnir votre jardin de menthe, de mélisse, de verveine aromatique, etc. et à faire sécher votre récolte en prévision de l'hiver. N'oubliez pas le tilleul : si vous n'en avez pas, un voisin ou un proche en auront sûrement à profusion. Pensez aussi à la menthe sauvage.

Bain relaxant aux plantes

Versez 1 litre d'eau bouillante sur un bon bol de plantes fraîches aux propriétés sédatives, soit environ 150 g. Si vous utilisez des plantes séchées, procédez de la même manière avec à peu près la moitié d'un bol. Couvrez et laissez infuser 15 minutes. Filtrez, puis versez dans un bain chaud (37-38 °C).

Quelle est la température idéale d'un bain ?

Bains chauds (37-38 °C) : les bains chauds sont recommandés pour calmer les douleurs musculaires et articulaires et pour faciliter la détente et la préparation au sommeil. Ils ne doivent surtout pas excéder 15-20 minutes ni être trop fréquents, car ils risquent à terme de fatiguer l'organisme. Ils sont contre-indiqués en cas de troubles cardio-vasculaires, de maladies respiratoires chroniques ou d'insuffisance circulatoire veineuse (notamment varices).

Bains tièdes (31-36 °C) : ce sont les plus agréables et les plus relaxants. Ils sont recommandés en cas de fatigue. Il est conseillé de les faire suivre d'une douche froide ou tiède.

Bains frais ou froids (moins de 27 °C) : ils excitent la sensibilité périphérique et ont un effet stimulant. Ils raffermissent la peau, dynamisent l'organisme et stimulent la circulation sanguine. Toutefois, ils doivent toujours être de courte durée (moins de 5 minutes), car si l'exposition se prolonge, ils peuvent entraîner un refroidissement excessif du corps, avec des conséquences pathologiques.

Sélection de plantes relaxantes : aubépine, camomille, lavande, marjolaine, mélisse, oranger (feuilles), tilleul, valériane (plante entière), verveine citronnelle.

Sachets de bain aux plantes

Préparez un mélange de plantes séchées (environ 100 g), choisies dans les sélections ci-dessus, selon les effets recherchés. Réduisez-les en poudre grossière au pilon ou au mixer. Remplissez un petit sachet de tissu avec les plantes pulvérisées. Placez sous le robinet de la baignoire et faites couler l'eau de votre bain dessus. Conservez le sachet dans le bain en le pressant de temps en temps.
On peut mélanger les plantes avec des sels et préparer des sachets avec ce cocktail particulièrement efficace (voir Bain aux sels p. 77). On peut aussi y ajouter des flocons d'avoine (une poignée) pour adoucir l'eau du bain, en particulier lorsqu'on a la peau sensible ou irritée. Une vraie douceur !

> Conservez les pieds des collants filés (s'ils ne sont pas troués). Ils conviendront à la fabrication de sachets de bain, bien qu'ils aient beaucoup moins de charme que les sachets de tissu…

Bains aromatiques aux huiles essentielles

Bain aromatique tonifiant

Émulsionnez au préalable 10 gouttes d'huile(s) essentielle(s) stimulante(s) dans un verre de lait, de crème liquide ou de lait végétal ou dans une base dispersante (produit destiné à diluer et à faciliter l'emploi des huiles essentielles, vendu dans les magasins de produits naturels). Mélangez bien puis versez le tout dans un bain tiède (31-36 °C). Faites suivre le bain d'une douche tiède voire fraîche.
Huiles essentielles tonifiantes : citron (5 gouttes au maximum), eucalyptus radié, genévrier, menthe poivrée (5 gouttes maxi), palmarosa, pin sylvestre, ravensare aromatique, romarin à cinéole. On peut leur associer : lavande fine, lavande aspic, lavandin super et cyprès toujours vert, pour leurs effets régulateurs sur le tonus nerveux.

> Rappel : si vous mélangez plusieurs huiles essentielles, veillez à ce que le total des gouttes ne dépasse pas 10.

Bain aromatique spécial détente

Procédez comme ci-dessus, en choisissant des huiles essentielles relaxantes (10 gouttes), diluées dans un bain chaud, à 37-38 °C. Faites suivre le bain d'une douche tiède.

Huiles essentielles relaxantes : camomille romaine, cèdre de l'Atlas (5 gouttes au maximum), géranium rosat, lavande fine, petit grain bigaradier. Vous pouvez également ajouter une cuiller à soupe de teinture de benjoin, qui soulage la fatigue et le stress.

Merveilleux benjoin

Selon une légende indonésienne, le benjoin serait né d'une jeune fille, changée en arbre pour que sa famille puisse sortir de la misère en vendant sa résine précieuse. Délicatement parfumé d'un arôme doux et vanillé, le benjoin est antiseptique, cicatrisant, rubéfiant et expectorant. Il est utile en application externe sur les douleurs articulaires, les gerçures, les affections cutanées (acné, sécheresse, rides…), mais également en inhalation en cas d'affection respiratoire. On peut l'employer sous forme d'huile essentielle (oléorésine), mais il est plus facile d'utiliser la teinture hydroalcoolique, vendue en pharmacie.

Bains aux algues

Les bains aux algues sont reminéralisants. Ils ont des propriétés relaxantes musculaires, défatigantes et tonifiantes. Ils conviennent tout particulièrement après un effort physique éreintant ou une activité sportive, car ils soulagent aussi bien les douleurs corporelles que les jambes lourdes et les pieds endoloris.

Les algues sont particulièrement abondantes et variées sur les côtes bretonnes. En suivant les conseils donnés ci-contre, vous pourrez les récolter et les faire sécher. On trouve aussi dans le commerce des algues séchées qui gardent toutes leurs qualités ou des concentrés riches en minéraux et oligoéléments.

Bain aux algues fraîches

Faites bouillir environ 400 g de fucus vésiculeux frais ou varech (ou autres algues : voir encadré) dans 2 litres d'eau pendant 15 minutes et filtrez. Ajoutez la décoction à l'eau du bain.

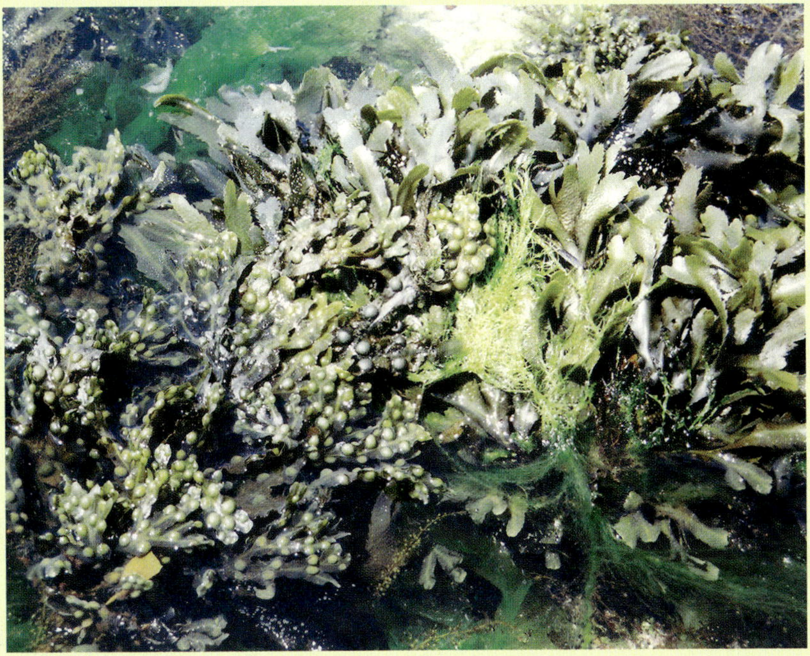

Algues : comment les récolter et les faire sécher

Les algues alimentaires, également excellentes pour le bain, poussent à différentes profondeurs de l'estran, zone laissée à découvert périodiquement entre la plus haute et la plus basse marée.
Vous ne découvrirez les grandes algues brunes ainsi que le pioka (petites algues rouges frisées) et les dulses (*Palmaria palmata*) que lors des marées dont le coefficient dépasse la cote 85, au mieux 2 fois par mois, par lune pleine et neuve. Parmi ces algues brunes, on trouve des laminaires comme la kombou (*Laminaria digitata*), la kombou royale (*L. saccharina*) et *Himanthalia elongata*, dite spaghetti de mer. Le pioka, appellation générique bretonne, désigne le tandem *Chondrus crispus* et *Mastocarpus stellatus*.

En haut, fucus, ulves, entéromorphes et sargasses ; ci-contre, Laminaria saccharina *au séchage.*

Plus haut sur l'estran, vous trouverez les fucales : *Fucus vesiculosus*, *F. serratus* et *Ascophylum nodosum* (d'une grande valeur en cosmétique et en balnéothérapie), puis,

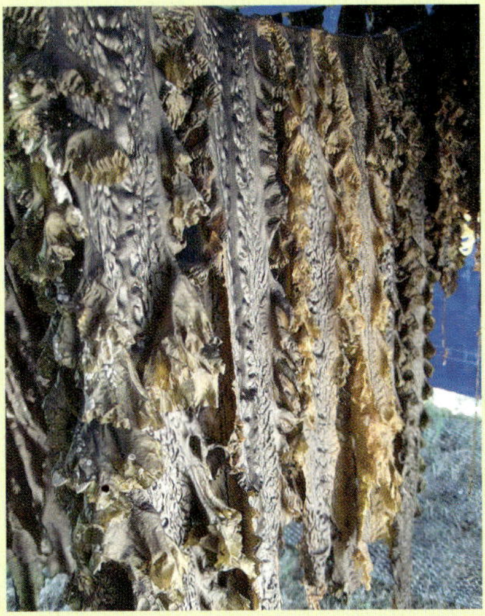

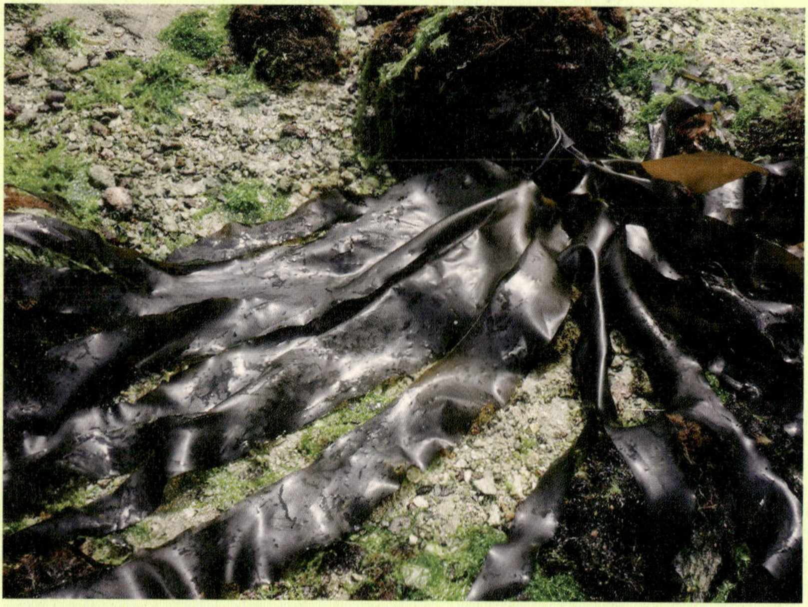

encore plus près du rivage resté à sec, les noris (*Porphyra sp.*) et la laitue de mer (*Ulva sp.*), tout comme quelques espèces du genre *Enteromorpha*.
Ce n'est qu'une sélection très restreinte, naturellement, portant sur les algues les plus connues et consommées. Rien ne vous empêche d'en choisir d'autres ! Le très riche littoral de Bretagne nord que nous fréquentons habituellement abrite plus de 800 espèces, dont aucune n'est vénéneuse…
Les algues peuvent se ramasser le long de la côte rocheuse, où la pollution de l'eau est contrôlée, et habituellement inexistante. La pêche à pied y est en règle générale autorisée. Il convient que les algues soient fixées au rocher, donc vivantes, et non pas à la dérive sous forme d'épaves. Lorsque vous les détachez de leur support en coupant leur stipe ou tige, ou en les arrachant, mettez-les dans un sac criblé aux mailles laissant passer l'eau, et évitez que du sable ne les salisse. Le séchage se fait sans rincer ni mettre les algues en contact avec de l'eau douce !

Une algue kombou, largement déployée.

Les brunes en plein soleil, directement sur l'herbe, ou, mieux, suspendues côte à côte sur un fil d'étendage : on les retourne toutes les trois heures et on les rentre la nuit pour qu'elles ne se réhumidifient pas avec la rosée, et même le jour par temps humide… Les algues rouges et vertes, plus petites, peuvent être posées sur un grillage horizontal à mailles assez serrées, hors de contact du sol, sur des cagettes ou des tréteaux par exemple, à l'abri du soleil et dans un lieu couvert mais bien aéré, s'il le faut à l'aide d'un ventilateur. Les algues doivent être bien étalées et il faut les remuer et les retourner 1 à 2 fois par jour jusqu'à séchage complet, ce qui peut prendre entre 2 et 4 voire 5 jours, en fonction des conditions météo. Dès lors elles sont prêtes à l'emploi, et vous pourrez les conserver pendant des mois dans un lieu sec et sombre.

Hélène et Matéo Magariños-Rey, docteurs en biologie et spécialistes des algues.

Bains aux algues sèches

Procédez comme ci-dessus en employant environ 50 g d'algues séchées. Il faut savoir que le séchage n'altère pas la composition et la qualité des algues. Comme dans le cas des plantes aromatiques, on peut préparer des sachets en réduisant les algues séchées en poudre ou en paillettes ou en se les procurant directement sous cette forme.

Bain aux extraits d'algues

On peut préparer le bain à partir d'extraits d'algues du commerce, en solutions prêtes à l'emploi. On privilégiera toujours les solutions les plus concentrées en algues (voir carnet d'adresses, p. 189). On suivra alors les instructions du fabricant pour le dosage et le mode de dilution.

Hélène Magariños (voir ci-contre) conseille la purée d'algue micronisée (5-6 microns), ou crème d'algue, dont les éléments intracellulaires sont entièrement libérés et directement assimilables par la peau : 1 à 2 cuillers à soupe par bain suffisent pour un bain vraiment reminéralisant. Cette crème d'algue convient également aux massages des articulations douloureuses et des irritations cutanées.

Bain aux sels

Bain délassant au sel

Dans la baignoire remplie d'eau tiède, versez 2 bonnes poignées de sel marin, de sels de magnésium (mer Morte, Epsom, chlorure de magnésium) ou de bicarbonate de soude.

Bain aromatique au sel

Placez 1 kg de sel dans un sac plastique, ajoutez environ 40 gouttes d'huiles essentielles de votre choix (voir les sélections toniques ou relaxantes, p. 73-74), malaxez pour bien mélanger, puis laissez reposer plusieurs jours dans un pot hermétique. Ajoutez 2 bonnes poignées de ce sel à l'eau du bain.

Bain drainant au sel

Ajoutez 1 kg de sel marin dans une eau à 36-37 °C et restez dans le bain 20 minutes. Rincez-vous soigneusement, puis essuyez-vous en frictionnant énergiquement avec une serviette. Le sel pouvant dessécher légèrement la peau, appliquez ensuite une huile de massage ou du lait hydratant. Ce bain est délassant, reconstituant et dépuratif. Il facilite la sudation et l'élimination des toxines et soulage la fatigue et les douleurs corporelles. Dans l'idéal, il est recommandé de s'envelopper ensuite dans un peignoir puis de s'allonger au moins 30 minutes.

Une thalassothérapie maison
Pour reproduire le mieux possible les bienfaits de la mer, combinez les effets complémentaires des algues et du sel marin. Vous pouvez par exemple préparer des sachets avec un mélange d'algues en poudre et de sel marin, ou bien ajouter une décoction d'algues ou une préparation pour le bain aux algues dans un bain au sel marin.

Quelques huiles de massage

Le massage n'est pas seulement une discipline réservée aux professionnels. C'est aussi un geste inné, qui nous conduit instinctivement à frotter une articulation douloureuse ou à se masser les tempes en cas de mal de tête. Les courbatures, les tensions musculaires, les articulations endolories tirent grand bénéfice d'un simple massage des mains. Mais les huiles de massage, tout en facilitant l'opération, augmentent son efficacité grâce aux actifs antalgiques ou décontracturants contenus dans les plantes ou les huiles essentielles.
Pour effectuer un bon automassage, appliquez les mains avec un mélange de douceur et de fermeté. Laissez-vous guider par votre instinct, par l'anatomie du corps et par les bienfaits ressentis. Si vous massez un tiers, soyez attentif à sa réaction et dialoguez avec lui pour qu'il vous guide. Modifiez votre geste s'il ne ressent aucun soulagement ou s'il éprouve une sensation désagréable, voire douloureuse.

Une petite note d'ayurvéda dans vos massages

L'ayurvéda, médecine traditionnelle de l'Inde, rencontre aujourd'hui un grand succès auprès des Occidentaux, car elle répond à leur attente de prise en charge globale et de réconciliation du corps et de l'esprit.
Une des pratiques majeures de l'ayurvéda est le massage aux huiles de plantes (macérations huileuses de plantes ayurvédiques). L'huile est appliquée chaude (37-38 °C), ce qui favorise la détente et augmente la pénétration des actifs. Inspirez-vous de cette pratique ancestrale en faisant tiédir préalablement votre flacon d'huile de massage dans de l'eau chaude.

Huile aromatique

50 ml d'huile végétale, 10 à 20 gouttes (soit 1 à 2 %) d'huiles essentielles tonifiantes ou relaxantes, seules ou en mélange.

Choisissez une huile « sèche » bien absorbée par la peau : colza, macadamia, noisette, pépins de raisin, sésame, tournesol. Versez-la dans un flacon en verre teinté. Ajoutez les huiles essentielles (voir p. 73).

On peut ajouter à la liste la sarriette des montagnes (non recommandée en bains), pour ses propriétés toniques et stimulantes générales, mais également anti-douleur.

Si vous employez de l'huile essentielle de citron, ne vous exposez pas au soleil dans les 24 heures qui suivent son application.

Attention, les huiles de massage thérapeutiques (concentrées à 5 % ou plus) ne conviennent pas aux soins quotidiens du corps et doivent être réservées aux massages occasionnels. Les huiles cosmétiques pour le corps doivent contenir 1 à 2 % d'huiles essentielles au maximum.

Huile florale relaxante

Les macérats huileux d'achillée, de camomille et de lavande conviennent aux massages calmants, relaxants.

Huile de massage « allégée »

Si vous n'appréciez pas les préparations au toucher gras, mélangez votre huile de massage avec une quantité équivalente de gel d'aloès du commerce. Vous obtiendrez une émulsion beaucoup moins grasse au toucher et très rapidement absorbée par la peau. Cette astuce peut s'appliquer à toutes les huiles aromatiques et macérations florales.

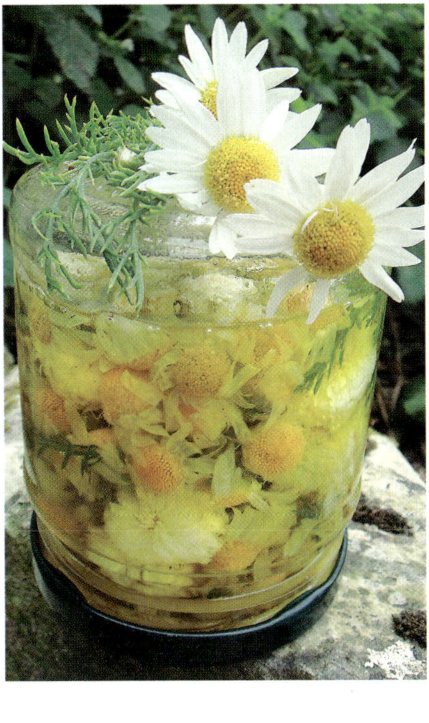

Macérat de camomille.

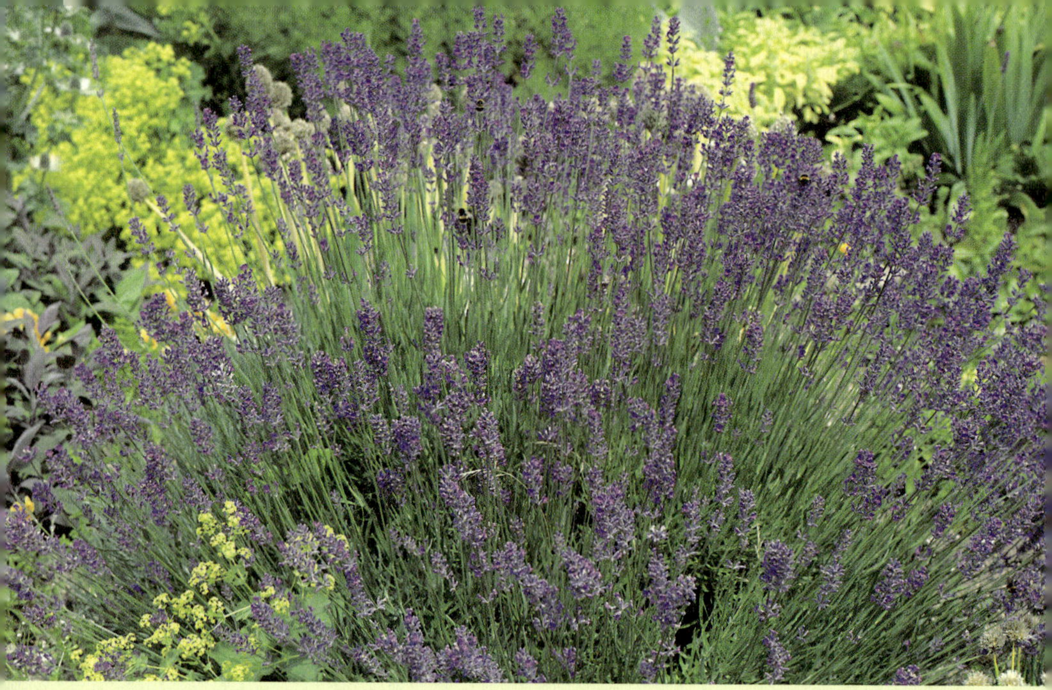

Lavande fine, reconnaissable à ses tiges simples.

Lavande fine, lavande aspic et lavandin

Les deux principales espèces de lavande sont la lavande vraie ou lavande fine (*Lavandula angustigolia*) et la lavande aspic (*Lavandula latifolia*). Comme son nom l'indique, la lavande fine est la plus subtile et la plus estimée en parfumerie. La lavande aspic, au parfum plus camphré, bénéficie néanmoins de propriétés médicinales tout à fait intéressantes.
Quelques clefs permettent de différencier les deux espèces :

- **forme des brins** : la lavande fine développe de longs pédoncules terminés par une inflorescence, tandis que la lavande aspic présente des tiges ramifiées portant plusieurs inflorescences (épis) ;
- **altitude** : la lavande aspic pousse au-dessous de 600 m tandis que l'on trouve la lavande fine à partir de 800 m ;
- **époque de floraison** : la lavande fine fleurit en avril-mai, la lavande aspic entre juin et août.

Le lavandin est un hybride stérile des deux espèces, très productif en huile essentielle. Par sa morphologie et sa biologie, il est plus proche de la lavande aspic que de la lavande fine. On trouve quatre sortes de lavandin en Provence : Super, Grosso, Sumian et Abrial.

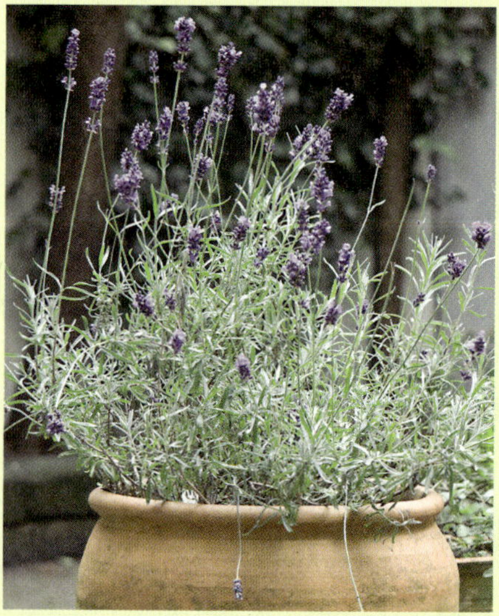

Lavande aspic, aux tiges ramifiées.

D'autres gestes anti-fatigue

Huiles essentielles en diffusion

Diffuser dans l'atmosphère des huiles essentielles stimulantes peut contribuer à combattre la fatigue, voire le découragement qui peut s'ensuivre : citron, eucalyptus radié, lavandin, pin sylvestre, ravensare aromatique, romarin à cinéole. À l'inverse, les huiles essentielles relaxantes aident à la détente : bois de rose, géranium rosat, lavande fine, petit grain bigaradier. Pensez aussi aux autres agrumes (orange douce, mandarine).

Diététique

Les mesures diététiques ne peuvent pas corriger un « coup de pompe » passager, mais peuvent contribuer à la récupération après une longue période de surmenage ou après une maladie. Toutefois, un jus de fruits frais pourra avoir un effet coup de fouet et « recharger » l'organisme grâce à l'apport de minéraux, de vitamines et de nutriments hautement biodisponibles, c'est-à-dire rapidement absorbés par l'organisme.

> Une très sérieuse étude américaine a montré que, parmi les fruits les plus couramment consommés, le kiwi était le plus apte à couvrir nos besoins nutritionnels, notamment grâce à sa richesse en vitamine C. Il devrait donc faire partie de tous nos cocktails de fruits toniques.

Compléments alimentaires et gélules de plantes

Certains compléments alimentaires peuvent vous aider à surmonter une période de fatigue.

- **Plantes toniques** : ashwagandha, cynorrhodon, éleuthérocoque, ginseng, guarana, maca.

> **L'ashwaghanda (*Withania somnifera*)**
> C'est une plante indienne dont les nombreuses propriétés ont été confirmées par des études scientifiques. Elle est « adaptogène », c'est-à-dire qu'elle protège contre de nombreuses maladies et aide à récupérer en cas de fatigue ou de stress. De plus, elle contribue à soulager les douleurs musculo-articulaires (voir carnet d'adresses, p.189).

- **Jus toniques (en magasins bio)** : acérola, aloès, argousier, noni.
- **Microalgues** : spiruline, chlorelle, klamath (sources de nombreux minéraux et nutriments).
- **Divers** : gelée royale, pollen, vitamine C (acérola)…

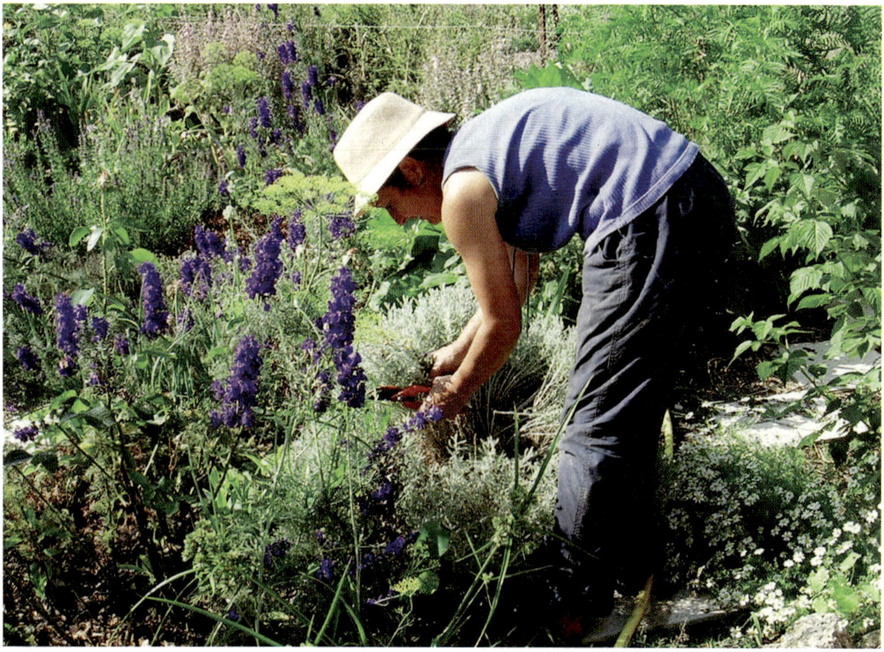

Mieux vaut plier les genoux que courber le dos.

J'ai mal partout !

Même si le jardinage et les activités de plein air restent avant tout un plaisir, il faut reconnaître qu'ils mettent parfois notre corps à rude épreuve. Le travail de force, mais surtout les gestes répétitifs, peuvent entraîner des douleurs musculaires et/ou articulaires. Les activités de plein air, plus ou moins sportives (marche, cyclotourisme, canoë...) sont parfois, elles aussi, suivies de lendemains douloureux ! Ces douleurs sont généralement passagères, régressant en quelques heures, souvent après une bonne nuit de repos, mais des soins adaptés, avant l'effort ou juste après, peuvent vous aider à les prévenir ou à les soulager.

MISE EN GARDE

Les soins proposés dans ce chapitre concernent les douleurs musculaires et articulaires consécutives aux travaux de jardinage et aux activités de plein air (courbatures, membres endoloris...).

Ne laissez jamais une douleur corporelle s'installer durablement et consultez si vous éprouvez la moindre gêne dans vos mouvements. De tels signes peuvent traduire une maladie dégénérative ou une inflammation chronique (arthrose, tendinite, maladie musculaire...). Or, plus ces maladies sont traitées précocement, plus on a de chances d'enrayer leur évolution.

Ne pas confondre !

ANKYLOSE : perte totale ou partielle de la mobilité d'une articulation. Ce terme est employé dans un sens très atténué dans l'expression « être ankylosé », qui traduit une simple difficulté à se mouvoir.
ARTHRITE/ARTHROSE : inflammation aiguë (arthrite) ou chronique (arthrose) des articulations, ne résultant pas directement d'un traumatisme articulaire, mais de troubles immunitaires ou dégénératifs. Elles nécessitent un traitement de fond.
COURBATURE : douleur musculaire sans gravité qui apparaît après un effort prolongé et peut persister 24 à 48 heures. Les courbatures sont dues à la fatigue musculaire et à l'accumulation de déchets du métabolisme (acide lactique).
LOMBALGIE : toute douleur de la région lombaire, qu'elle soit musculaire, articulaire ou neurogène.
RHUMATISME : terme générique désignant les maladies inflammatoires aiguës ou chroniques touchant les articulations (arthrite, polyarthrite, arthrose).
À ne pas confondre avec les douleurs articulaires légères et transitoires qui peuvent survenir après un effort physique.
TENDINITE : inflammation douloureuse et généralement persistante d'un tendon, le plus souvent due à un mouvement répétitif, surtout s'il est effectué dans de mauvaises conditions.
TMS (trouble musculo-squelettique) : cette abréviation est souvent employée pour désigner des maladies professionnelles. Parmi les plus courants : syndrome du canal carpien, tendinite, hygroma (inflammation de la bourse qui entoure les articulations).

Prévention

Certaines mesures de prévention peuvent s'avérer utiles :

- adoptez les bons gestes : évitez les extensions trop importantes pouvant occasionner des étirements musculaires, pliez les genoux pour travailler en position basse (plutôt que de courber le dos), faites des pauses si vous pratiquez un travail long et répétitif ou alternez les tâches ;
- portez une ceinture de maintien ou un protège-poignet lors des gros travaux : ces précautions, jadis usitées par les agriculteurs et les travailleurs de force, sont quelque peu tombées en désuétude. C'est dommage, car elles pourraient prévenir bien des douleurs lombaires et même certains TMS professionnels ;
- couvrez-vous suffisamment lorsque vous travaillez au froid ;
- buvez de l'eau fréquemment, non seulement pour réhydrater et rafraîchir l'organisme, mais également pour faciliter l'élimination des toxines (voir p. 86).

MISE EN GARDE

Les douleurs engendrées par des mouvements répétitifs ne sont jamais anodines, même lorsqu'elles sont discrètes. Elles traduisent un état inflammatoire qui peut à terme évoluer vers une pathologie plus sévère (tendinite, arthrose, calcification…).

Bains anti-douleur

Bain marin, au sel et/ou aux algues

Rappelons que l'eau chaude (37-38 °C) a des effets antalgiques reconnus, notamment sur les douleurs musculaires (contractures, crampes) et les douleurs articulaires. L'ajout d'algues et/ou de sels (en particulier sels de magnésium) augmente encore ses effets : voir p. 71.

Bain aux plantes

Préparez un mélange de marjolaine, de sauge et de serpolet (si possible 100 g de chaque). Faites infuser dans environ 2 litres d'eau bouillante et ajoutez à l'eau du bain.

Huiles de massage

Les huiles essentielles contribuent efficacement à prévenir et à soulager les douleurs liées aux activités physiques. Elles contiennent des actifs anti-inflammatoires mais également des substances myorelaxantes, qui détendent et décontractent les muscles.

Huile aromatique anti-douleur (à 2 % d'huiles essentielles)

50 ml d'huile sèche (colza, macadamia, sésame, tournesol…), 20 gouttes au total d'huiles essentielles anti-douleur choisies dans les sélections ci-dessous.

- **Douleurs articulaires** : ajowan, cajeput, citronnelle de Java, copahu, eucalyptus citronné, gaulthérie couchée, géranium rosat, lavande fine, lavande aspic, lavandin super, petit grain bigaradier, pin sylvestre.
- **Courbatures, douleurs musculaires :** ajowan, cajeput, copahu, eucalyptus citronné, estragon, gaulthérie couchée, genévrier, laurier noble, lavande fine, menthe poivrée.

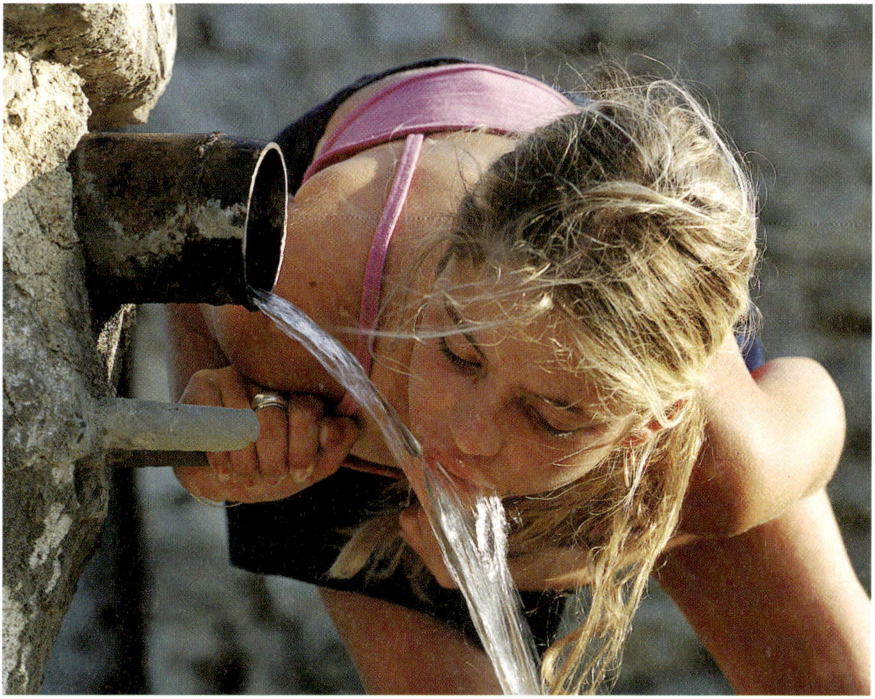

Une bonne hydratation nous aide à affronter l'effort et à prévenir la fatigue.

Versez l'huile dans un flacon opaque fermant hermétiquement. Ajoutez les huiles essentielles et agitez pour bien mélanger. Appliquez en massage, juste après l'effort physique, en insistant sur les zones les plus sollicitées (muscles des bras, des jambes, genoux, région lombaire…).

Huile florale (macérat huileux) anti-douleur

- Le macérat de genévrier constitue une huile de massage remarquable après toute activité physique, il soulage avec efficacité les douleurs musculaires et articulaires.
- Le macérat d'arnica soulage les douleurs musculaires et stimule la circulation sanguine.
- Le macérat de laurier noble (laurier-sauce) soulage les douleurs musculaires.
- Le macérat de gingembre et le macérat de millepertuis soulagent les articulations endolories, les douleurs lombaires.

Phytothérapie

Plantes dépuratives

Comme nous l'avons vu, les douleurs corporelles, et notamment les douleurs musculaires, sont dues en grande partie à l'accumulation de toxines (déchets du métabolisme énergétique) dans les tissus. Boire suffisamment d'eau facilite le drainage et l'élimination de ces toxines, mais c'est encore mieux si on y ajoute, sous forme de tisanes, des plantes dépuratives : bardane, bouleau blanc, cassis (feuilles), frêne, fumeterre, pissenlit, prêle.

En gélule, on pourra recommander les mêmes plantes, mais également l'ashwagandha, particulièrement indiqué pour soulager les douleurs corporelles consécutives aux efforts physiques (voir encadré p. 81). Suivez la posologie indiquée par le fabricant.

Plantes antalgiques

Si vous avez tendance aux douleurs articulaires ou rhumatismales, certaines plantes en tisanes ou en gélules peuvent vous aider à soulager vos symptômes. Mais attention, toute douleur chronique doit amener à une consultation médicale.

Plantes recommandées : algue lithothamne, cassis (feuilles), fraisier (racines, feuilles), frêne (feuilles), harpagophytum, ortie, pourpier, prêle, reine-des-prés, saule blanc, verge d'or, yerba maté (maté).

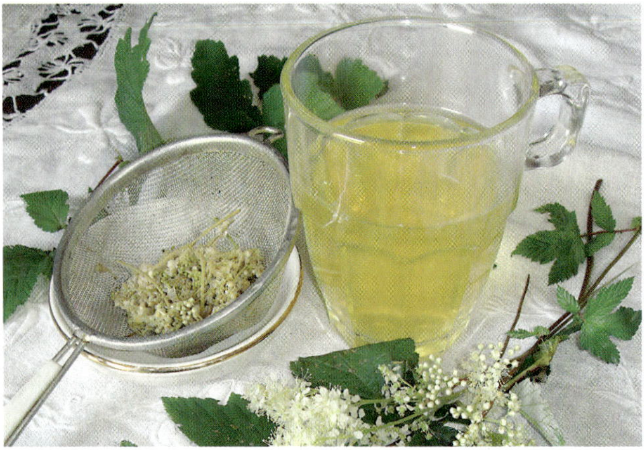

Tisane de reine des prés.

Mes pauvres jambes, mes pauvres pieds !

À force d'être debout, de piétiner, vous avez les jambes lourdes et les pieds tout gonflés… Pour les soulager, déchaussez-vous, puis asseyez-vous ou allongez-vous dès que possible, les jambes en position surélevée.

MISE EN GARDE

Les soins proposés ici ne s'appliquent qu'aux gênes passagères, consécutives à une station debout prolongée, à une température ambiante excessive, à une longue marche… Consultez si les troubles s'installent ou s'ils s'accompagnent de gonflement ou d'œdème persistant des jambes, d'hématomes ou de coloration anormale de la peau (rougeurs, taches bleutées…), d'ulcères ou de signes de varices.

Douches, bains et bains de pieds

Douche anti-jambes lourdes

Appliquez une douche froide sur les jambes pendant 2-3 minutes, en effectuant des mouvements remontants avec le jet, des chevilles vers les genoux puis vers les hanches. Vous pouvez aussi pratiquer cette douche après un bain anti-jambes lourdes.

Bain anti-jambes lourdes

Remplissez la baignoire de manière à avoir au moins les jambes immergées, avec une eau tiède (si possible autour de 30-31 °C). Ajoutez une infusion ou décoction forte de plantes (voir p. 20).

Plantes recommandées : aubépine (fleurs et feuilles), cyprès (cônes), fucus et autres algues, lierre grimpant, marronnier d'Inde (fruit ou écorce), menthe, noisetier (feuilles), vigne rouge, zestes de citron.

Pour les cônes de cyprès et les marrons d'Inde, il est préférable de les concasser, puis de les préparer en décoction. Les autres plantes peuvent se préparer en infusion.

Bain de pieds aux plantes

Pieds gonflés, congestionnés

Préparez environ 1 litre d'infusion forte de plantes (voir sélection du bain anti-jambes lourdes). Laissez refroidir, versez dans une bassine et ajoutez suffisamment d'eau froide pour recouvrir les pieds jusqu'aux chevilles.

Ne pas confondre !

FOURMIS DANS LES JAMBES : sensation de picotements et d'engourdissement dus à une mauvaise position qui comprime les petits vaisseaux. Ils apparaissent lors de la reprise de la circulation sanguine. Attention : consultez si les fourmillements sont chroniques ou récidivants, car ils peuvent être le signe de maladies neurologiques.

JAMBES LOURDES : douleur diffuse, sourde, avec parfois des élancements, affectant les jambes, qui sont généralement gonflées. Touchant particulièrement les femmes, le syndrome des jambes lourdes est du à une insuffisance de la circulation veineuse (mauvais retour sanguin). Il est aggravé par la station debout, la chaleur, les chaussures et chaussettes trop serrées.

ŒDÈME : épanchement d'eau dans les tissus, à la suite par exemple d'un mauvais retour veineux. Un œdème des pieds et des chevilles accompagne souvent les jambes lourdes.

SCIATIQUE : douleur irradiant dans la région lombaire, la hanche, la cuisse et parfois toute la jambe, due à une compression du nerf sciatique. La cause la plus fréquente est une atteinte vertébrale (arthrose, hernie discale). Très douloureuse, elle nécessite un suivi médical.

VARICES : veines bleuâtres, dilatées et tortueuses, plus ou moins saillantes, qui apparaissent généralement sur les jambes. Toute personne souffrant de varices doit se protéger les jambes avant de se rendre au jardin ou dans la nature afin d'éviter les complications qui pourraient être provoquées par des égratignures (attention aux épines...).

VARICOSITÉS : petits vaisseaux dilatés visibles sous la peau, formant souvent des petits réseaux en étoiles (synonyme : télangiectasies). Elles sont généralement bénignes.

Pieds endoloris par la marche

Préparez une infusion de saule blanc (feuilles), de tilleul (bractées) ou de menthe du jardin. Laissez tiédir, versez dans une bassine et ajoutez suffisamment d'eau froide pour recouvrir les pieds jusqu'aux chevilles. Vous pouvez ajouter une cuiller à soupe bombée de bicarbonate de soude. Séchez les pieds soigneusement puis massez-les avec une huile anti-douleur ou un jus de citron.

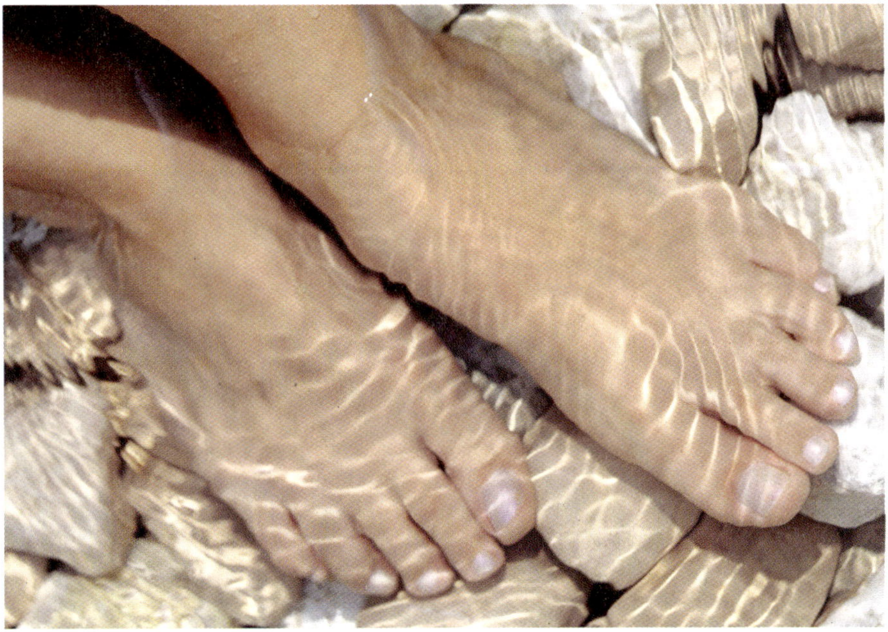

Fraîche ou tiède, l'eau délasse les pieds fatigués.

Bain de pieds décongestionnant aux huiles essentielles

2 cuillers à soupe de lait (ou autre base dispersante), 5 gouttes d'huile essentielle de lavande fine ou aspic, 3 gouttes d'huile essentielle de citron, 3 gouttes d'huile essentielle de cyprès toujours vert.

Émulsionnez les huiles essentielles dans le lait et verser le mélange dans une bassine d'eau tiède (30-35 °C) voire froide. Plongez les pieds pendant 5 à 10 minutes. Rincez sous la douche puis essuyez soigneusement.

Bain de pieds aux sels

On trouve en pharmacie des sels Saltrates® destinés à soulager les pieds sensibles, échauffés, fatigués. Vous pouvez aussi préparer vous-même un bain de pieds relaxant en ajoutant à une bassine d'eau une bonne cuiller à soupe de bicarbonate de soude et la même quantité de sel de magnésium (chlorure de magnésium, sel d'Epsom, sel de la mer Morte).

Pour la température de l'eau, préférez-la plutôt froide si vos pieds sont gonflés, échauffés ; tiède à chaude s'ils sont endoloris.

Huiles, gels et baumes de massage jambes et pieds

Huile de massage anti-jambes lourdes (à 2 %)

50 ml d'huile sèche ou, mieux, d'huile de calophylle inophyle, 10 gouttes d'huile essentielle de géranium rosat, 5 gouttes d'huile essentielle de cyprès toujours vert, 5 gouttes d'huile essentielle de cèdre de l'Atlas (ou, à défaut, de citron, d'eucalyptus radié, de menthe poivrée, de romarin à cinéole ou à verbénone, de tea-tree).

Versez l'huile dans un flacon, ajouter les huiles essentielles et mélangez bien. Appliquez environ l'équivalent de 1 à 2 cuillers à café de la préparation pour une jambe. Effectuez de préférence le massage en position assise ou allongée, les jambes surélevées, en remontant des chevilles vers les genoux puis les hanches (5 à 10 fois par jambe). Massez également les pieds, des orteils vers les chevilles.

Rappel : vous pouvez mélanger pour moitié cette huile à du gel d'aloès. Vous obtiendrez une émulsion rafraîchissante très agréable à appliquer.

Huile de massage détente pour les pieds (à 3 %)

50 ml d'huile de macadamia, de pépins de raisin ou de sésame, 15 gouttes d'huile essentielle de lavande (fine ou aspic), 15 gouttes d'huile essentielle de géranium rosat.

Procédez comme ci-dessus. Massez les pieds avec cette huile, de préférence le soir, et enfilez une paire de chaussettes de laine pour bien profiter des effets des huiles essentielles.

Crème nourrissante et relaxante pour les pieds (à 3 %)

Suivez la recette de base du baume p. 25. Hors du feu, ajoutez 30 gouttes d'huile essentielle de citron, de géranium rosat ou de lavande fine (ou un mélange des trois). Faites bien pénétrer en massant, car il s'agit d'une préparation grasse.

Soins anti-ampoules

Voir plus loin, dans les soins des mains, p. 95.

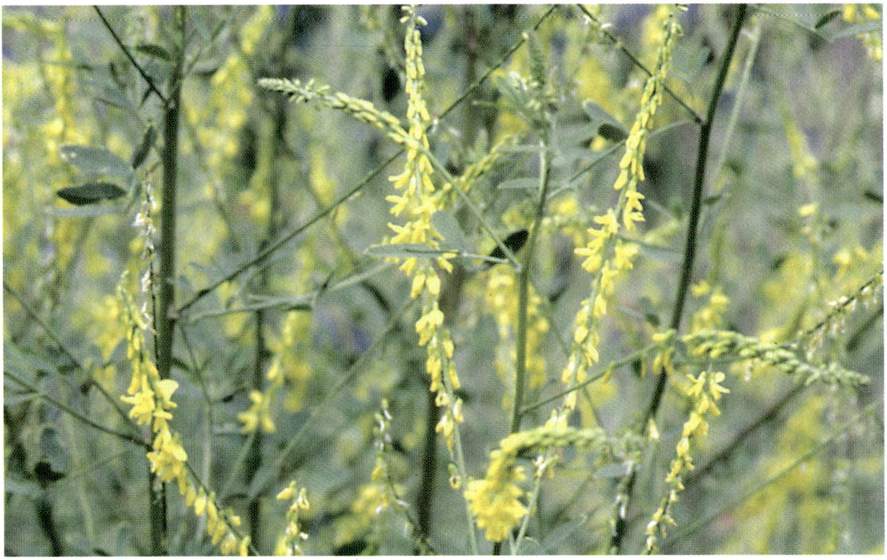

Le modeste mélilot est souverain contre les jambes lourdes.

Autres gestes anti-jambes lourdes

Phytothérapie

De nombreuses plantes en tisanes ou en gélules sont connues pour améliorer la circulation veineuse. Elles doivent leurs propriétés à la présence de polyphénols aux propriétés antioxydantes et vasoprotectrices : aubépine, chrysanthelium (*C. americanum*, en herboristerie), cyprès toujours vert, ginkgo biloba, gui (feuilles), hamamélis, marronnier d'Inde, mélilot, noisetier, petit houx ou fragon, pivoine (racine), vigne rouge. On trouve aisément dans le commerce des mélanges prêts à l'emploi, en sachets, en infusettes ou en gélules.

Diététique et exercice

Consommez beaucoup de fruits et légumes riches en vitamines et en antioxydants : agrumes, betterave rouge, fruits rouges (cassis, cerises rouges, myrtilles), kiwis, raisins noirs avec la peau…

La marche, le vélo ou la gymnastique, pratiqués régulièrement, sont connus pour améliorer le tonus circulatoire dans les jambes. Si vous n'êtes pas très « sportif », vous pouvez pratiquer cet exercice quotidiennement : posez les pieds sur le bord d'une marche, en « porte-à-faux » c'est-à-dire les talons dans le vide, sans appui. Effectuez 20 extensions sur la pointe des pieds. Attention, c'est plus difficile qu'il n'y paraît !

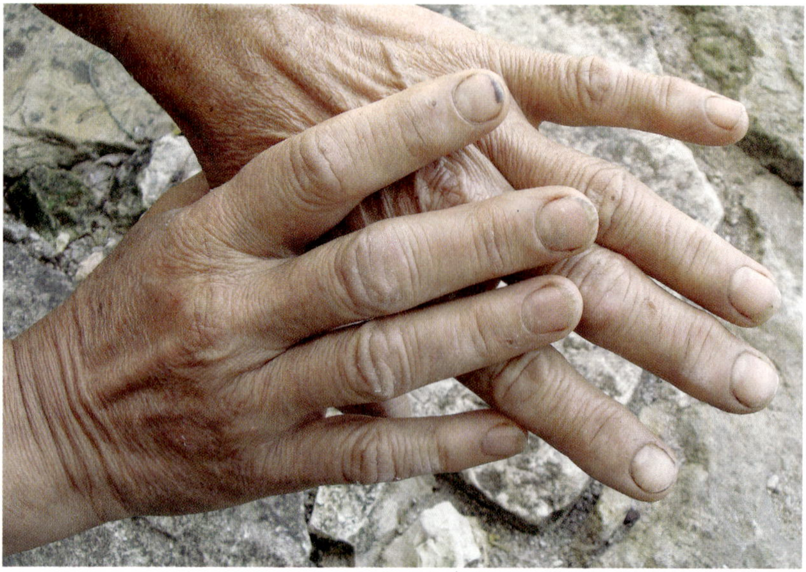

En plein air, nos mains sont soumises à rude épreuve.

Mes pauvres mains !

Ne négligez jamais l'hygiène et la santé des mains, qui peuvent véhiculer nombre de maladies. En plein air, il n'est pas rare que les mains entrent en contact avec des végétaux toxiques ou des milieux souillés, vecteurs potentiels de germes et de parasites. En outre, certaines activités comme le jardinage, le canoë, la varappe, les soumettent à rude épreuve. D'où l'importance de bien les nettoyer, mais aussi de les réparer et les protéger.

Les mains souillées par la terre peuvent être le vecteur de nombreux œufs de parasites (ascaris, ténia, oxyures, échinocoques...). Attention surtout aux sols amendés avec des fumiers de ferme, notamment fumier de cheval, et aux lieux fréquentés par des animaux domestiques. Signalez vos activités de jardinage au médecin en cas de douleurs intestinales ou de diarrhée persistantes. Soyez surtout attentifs aux jeunes enfants, notamment en cas de troubles de la croissance, de nervosité, de prurit anal. Dans l'idéal, il faudrait surveiller leurs selles, les vers étant souvent visibles à l'œil nu.

Pour éviter les échauffements et les ampoules qui peuvent en résulter, faites comme les sportifs, qui enduisent leurs mains de magnésie (oxyde de magnésium), mais remplacez celle-ci par de l'argile blanche. Vous pouvez également appliquer préventivement une huile ou une crème grasse, en faisant bien pénétrer pour que les mains ne soient pas glissantes. Enfin, n'hésitez pas à porter des gants de cuir ou de tissu, même très fins, lors de travaux répétitifs comme le bêchage, ou lorsque vous taillez vos rosiers ou pratiquez un désherbage manuel.

MISE EN GARDE

Dans ce chapitre, nous ne traiterons que les soins des mains « au quotidien ». Les lésions plus spécifiques (plaies, panaris, gerçures, engelures…) seront abordées p. 110, 111 et 159.

Bien nettoyer ses mains

Nettoyage au savon

Le savon traditionnel est naturellement détergent et antiseptique, en raison de ses propriétés tensioactives. Choisissez le savon de Marseille ou le savon d'Alep, qui nettoient et assainissent parfaitement les mains. Si vous préférez les formes liquides, le savon noir 100 % naturel peut être utile après le jardinage ou certains travaux salissants. Vous pouvez également préparer vous-même un savon assainissant, à partir d'une base moussante neutre (en magasin bio) à laquelle vous ajouterez 1 % d'huiles essentielles antiseptiques : citron, lavande fine, lavandin super, tea-tree, ravensare aromatique, romarin (cinéole ou verbénone), eucalyptus radié… seules ou en mélange (2 gouttes pour 10 ml de base lavante).
Dans l'idéal, il faudrait accompagner le lavage des mains d'un brossage des ongles pour éliminer les reliquats de terre.

Ne pas confondre !

AMPOULES : vésicule remplie de liquide clair ou trouble qui se forme dans l'épiderme. Il s'agit d'une lésion aiguë qui apparaît à la suite d'un frottement répétitif provoquant rapidement un échauffement local (synonymes : bulle, phlyctène).
CALS, CALLOSITÉS : induration de la couche cornée de l'épiderme, qui est anormalement épaissie (équivalent des cors aux pieds). Les cals sont des lésions chroniques dues à une pression ou à des frottements légers mais répétés pendant de longues périodes.
VERRUES : petites lésions cornées, en saillie, généralement de forme circulaire, dues à la pénétration d'un virus (*human papillomavirus* ou HPV) dans l'épiderme.

Autres solutions

- **Les terres argileuses** (argile verte, blanche, rhassoul, terre de Sommières) : nettoient efficacement les mains. Faites-en une pâte en y ajoutant de l'eau, frottez-vous les mains à l'aide de cette préparation puis rincez bien.
- **Le citron :** riche en mucilages et en acides organiques, nettoie parfaitement les mains et les assainit grâce à ses propriétés antiseptiques. Lorsque vous préparez un jus de citron, ne jetez jamais les zestes avant de vous les passer sur les mains. Elles seront ainsi nettoyées, désodorisées, parfumées, et à long terme embellies car le citron a la propriété d'estomper les taches colorées, fréquentes sur le dos des mains. Si vous avez tendance aux «envies», ces petites peaux qui se décollent douloureusement, frottez la base de vos ongles avec de la pulpe ou du jus de citron le plus souvent possible.

> **Une astuce de grand-mère**
> Pour avoir des mains douces, mélangez à parts égales du jus de citron et de la glycérine et employez ce mélange en guise de savon (à rincer).

- **La pomme de terre :** s'il vous reste un peu de purée de pomme de terre, malaxez-la avec les mains puis rincez bien. Vos mains seront bien propres et toutes douces.

Les soigner et les réparer

Huiles et beurre végétaux

La plupart des huiles végétales conviennent aux soins des mains, notamment olive, ricin, avocat et beurre de karité. N'en appliquez pas trop (quelques gouttes suffisent) et faites bien pénétrer en massant.
On obtient une huile très agréable en y ajoutant de l'huile essentielle de citron (2 gouttes pour 10 ml d'huile), qui a les mêmes propriétés que le zeste de citron. Mais il faudra l'éviter en période ensoleillée.

> **Une autre astuce de grand-mère**
> Sur des ongles cassants, appliquez pendant 1 semaine, matin et soir, du jus de citron mélangé pour moitié à de l'huile de ricin. Vous pouvez y ajouter quelques gouttes de glycérine ou remplacer l'huile de ricin par une autre huile de votre choix (argan, olive...).

Baume réparateur

Préparez un baume ou une crème en suivant la recette p. 25. Ajoutez 10 gouttes d'huile essentielle de petit grain bigaradier, puis 10 gouttes d'huile essentielle de lavande fine (pour une crème apaisante et cicatrisante) ou de citron (pour une crème réparatrice et assainissante). Appliquez sur vos mains et faites pénétrer en massant bien.

Masque réparateur pour mains très abîmées

Le soir, appliquez généreusement une huile (olive, ricin, beurre de karité…) ou une crème grasse nourrissante. Enfilez des gants, par exemple en coton blanc lavable (magasins de déguisements). Laissez poser toute la nuit.

Vous pouvez « booster » l'efficacité de ce soin en ajoutant à la dose employée pour chaque main 2 gouttes d'une huile essentielle cicatrisante et régénérante : bois de rose, camomille romaine, lavande, lavandin super, palmarosa, petit grain bigaradier, romarin (cinéole, verbénone).

Prévenir et soulager les ampoules

Huile ou baume anti-ampoules

Dans le creux de la main ou dans une petite coupelle, préparez environ 1/2 cuiller à café d'huile végétale (amande, ricin, olive…), de beurre de karité fondu ou de crème grasse. Ajoutez 3-4 gouttes d'huile essentielle de tea-tree et appliquez sur les zones échauffées en massant bien. À défaut, appliquez simplement un corps gras sur les zones de frottement.

Dans l'idéal, il ne faut pas percer une ampoule. Toutefois, si elle est trop gênante ou douloureuse, percez-la de 2 trous opposés à l'aide d'une aiguille stérilisée à la flamme ou à l'alcool, pressez délicatement pour exprimer le liquide, désinfectez avec une solution antiseptique, puis protégez d'un pansement pour éviter que l'épiderme décollé ne s'arrache.

Soins aux plantes

Frottez les endroits échauffés avec des feuilles fraîches de plantain. Appliquez un petit cataplasme de feuille de chou (voir p. 119).

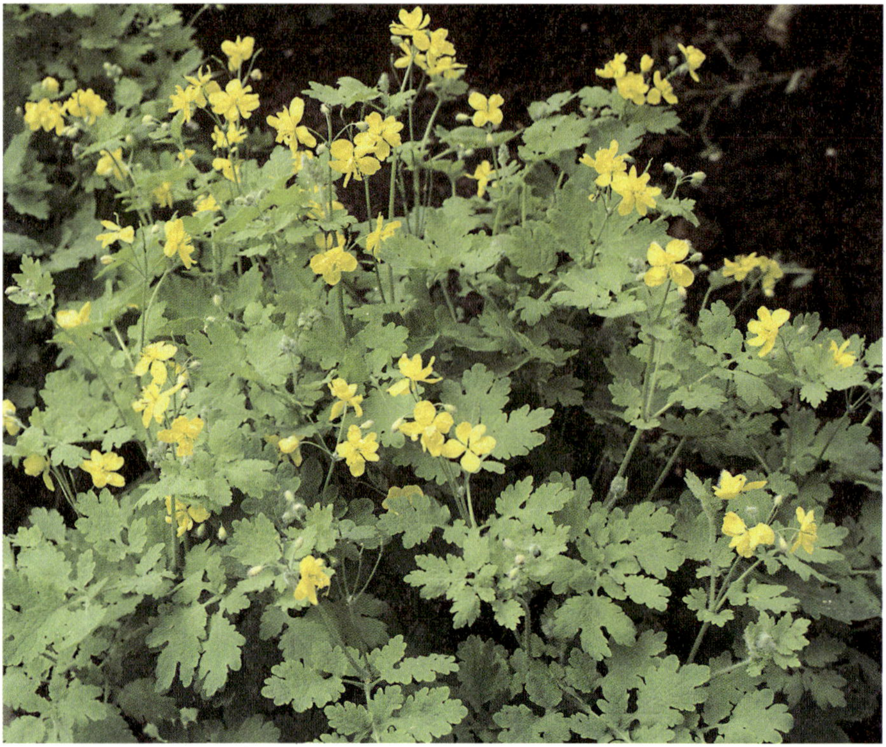

La chélidoine est un anti-verrues de tout premier ordre.

Quelques soins anti-verrues

Les verrues ne sont pas directement la conséquence des activités de plein air, puisqu'elles sont d'origine virale. Toutefois, il faut savoir que la pénétration du virus (HPV) dans l'épiderme est facilitée par l'existence de microlésions, d'où l'intérêt des soins attentifs des mains.
En règle générale, les traitements naturels des verrues sont longs, pouvant prendre plusieurs semaines selon la taille de la verrue.

Huiles essentielles antivirales (verrues débutantes)

Les huiles essentielles de ravensare aromatique et de tea-tree ont de puissantes propriétés antivirales qui peuvent s'opposer au développement de verrues débutantes. Appliquez-les pures, à raison d'une goutte, une fois par jour. Bien tolérées, elles ne nécessitent pas les précautions associées aux soins kératolytiques (voir page suivante).

Kératolytiques naturels (verrues installées)

Appliquer 2 à 3 fois par jour :

- du suc de chélidoine, de figuier, de pissenlit, d'oignon ou de souci ;
- du vinaigre anti-verrues : obtenu en laissant macérer un mois à l'abri de la lumière une cuiller à café de tiges fraîches de chélidoine coupées en petits morceaux dans 50 ml de vinaigre de cidre avant de filtrer (il vaut mieux porter des gants pour récolter et préparer les tiges) ;
- de la teinture de thuya (en pharmacie) ;
- certaines huiles essentielles dermocaustiques utilisées pures : citron zeste, sarriette des montagnes.

On peut employer également ces produits sur les cors aux pieds ou les callosités, avec les mêmes précautions.

Feuille de saule et acide salicylique

Le médicament le plus employé en thérapeutique conventionnelle contre les verrues et les cors est l'acide salicylique, obtenu à l'origine à partir d'un composant de la feuille de saule, la salicyne. C'est pour cette raison que l'on trouve en pharmacie des pansements appelés « feuilles de saule ». Ces derniers sont tout à fait recommandables, mais il ne s'agit pas là de phytothérapie…

Tous ces produits sont dermocaustiques : ils déstabilisent la couche cornée superficielle de la verrue et favorisent son élimination (action kératolytique). Il faut veiller à ne pas les appliquer sur les tissus sains entourant la verrue. Les solutions et les huiles essentielles proposées ici doivent être appliquées à l'aide d'un coton-tige.

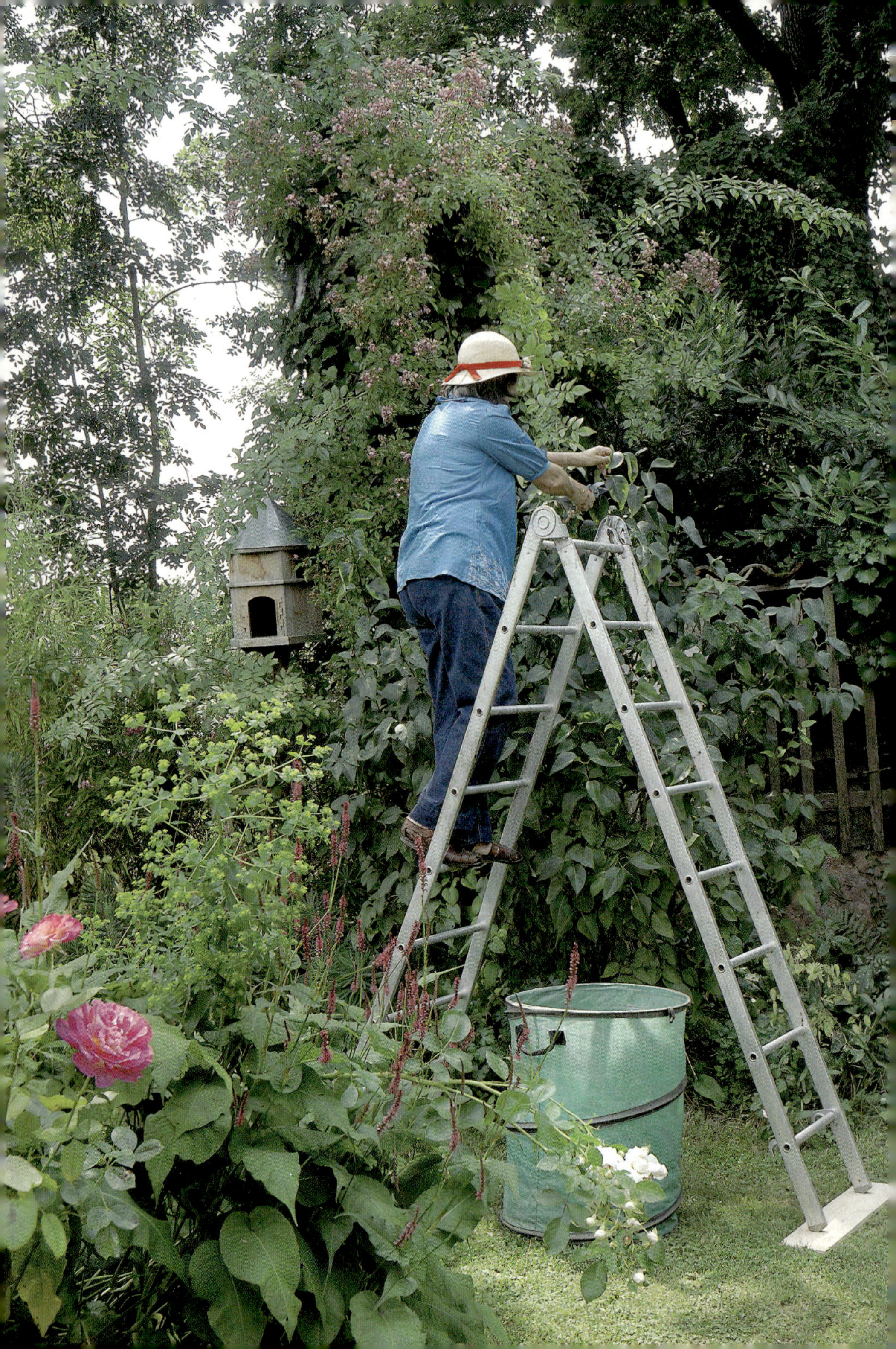

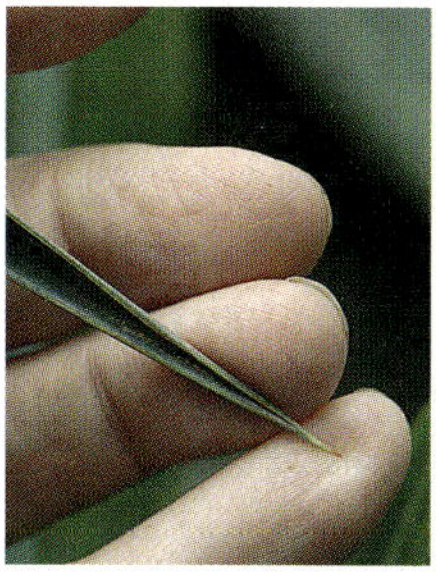

SOS petits bobos

C'est l'accident !

Nous sommes de plus en plus nombreux à pratiquer des activités de plein air, pour décompresser et oublier le stress de la vie urbaine, ou pour découvrir la nature et profiter de ses bienfaits sur la santé. Le jardinage, notamment, connaît une véritable explosion et concernerait aujourd'hui près de la moitié de la population française.
Mine de rien, tout ceci n'est pas sans danger : plaies, échardes, foulures peuvent être au rendez-vous. Ainsi, d'après les statistiques de l'Institut de veille sanitaire (2002), les activités de sport ou de plein air sont à l'origine d'environ un quart des accidents de la vie courante, soit un peu moins que les activités domestiques (environ 40 %). Les enfants, souvent intrépides, sont les premières victimes de ces désagréments. Rien de grave généralement, mais des « petits bobos » qu'il faudra soulager et dont il faudra surtout éviter les complications.

MISE EN GARDE

Les soins décrits ici s'appliquent aux blessures bénignes et sont destinés à empêcher les complications qui pourraient s'ensuivre. En cas de blessure grave (entaille ou morsure profondes, brûlure sévère ou étendue, entorse, suspicion de lésion osseuse, choc à la tête), il convient de joindre au plus vite un service médical d'urgence (rappel : composer le 15, le 18 ou le 112). Il faut garder à l'esprit que le risque de tétanos n'est pas négligeable : si vous travaillez fréquemment au jardin, vérifiez que votre vaccination est à jour. Par ailleurs, seules peuvent être prises en charge les brûlures superficielles et peu étendues. Dans tous les autres cas, voyez un médecin. En cas de projection d'un produit corrosif (produit phytosanitaire par exemple), nettoyez abondamment à l'eau claire et consultez si des signes de brûlure, des cloques ou des ulcérations apparaissent.

CI-CONTRE Chutes, coupures, plaies diverses peuvent gâcher le plaisir du plein air.

Ne pas confondre !

BOSSE : la bosse est une tuméfaction locale consécutive à un traumatisme, le plus souvent au niveau d'une partie osseuse du corps (crâne, genou). Elle est provoquée par l'épanchement de sang (voir Ecchymose) et par la réaction inflammatoire locale. Elle est généralement douloureuse à la pression.
CLAQUAGE : synonyme de déchirure musculaire.
CONTRACTURE : contraction involontaire d'un muscle qui se différencie de la crampe par sa persistance. Elle peut être due à une fatigue musculaire à la suite d'un effort prolongé, mais également à une réaction de défense visant à protéger l'articulation sous-jacente à la suite d'une chute, d'une torsion, d'un choc (voir Lumbago, Torticolis).
CONTUSION : toute lésion provoquée par un coup ou un choc (ecchymose, bosse…).
CRAMPE : contraction involontaire d'un muscle, bénigne et rapidement réversible, mais très douloureuse. Généralement provoquée par un mouvement normal ou à peine excessif, elle traduit un mauvais fonctionnement du muscle (déshydratation, déficit en minéraux, notamment magnésium…). Elle disparaît souvent spontanément, mais peut être suivie d'une contracture légèrement douloureuse.
ECCHYMOSE : synonyme de « bleu », l'ecchymose est un épanchement de sang dans les tissus cutanés et/ou sous-cutanés, formant une tache visible à l'œil nu. Elle survient à la suite d'un choc localisé qui provoque l'éclatement de petits vaisseaux. Les couleurs successives de l'ecchymose sont dues aux différentes étapes de dégradation de l'hémoglobine.
ÉLONGATION : l'élongation musculaire est secondaire à l'étirement exagéré d'un muscle, qui provoque des microdéchirures musculaires. Totalement réversible, elle s'accompagne d'une douleur passagère, généralement modérée.
ENTORSE : lésion provoquée par la torsion d'une articulation, se traduisant par le déchirement, voire la rupture d'un ou plusieurs ligaments avec possibilité d'arrachements osseux dans les cas les plus graves. Très douloureuse, l'entorse doit être prise en charge médicalement.
FOULURE : entorse légère se traduisant par un simple étirement des ligaments.
HÉMATOME : l'hématome désigne tout épanchement sanguin collecté dans une cavité néoformée au sein d'un tissu ou entre les tissus. Un hématome peut être superficiel ou profond, traumatique ou spontané, mais il est toujours la conséquence d'une rupture vasculaire.
Un hématome superficiel forme généralement un relief plus marqué qu'une simple ecchymose.
HÉMATOME SOUS-UNGUÉAL («ongle noir») : hématome situé sous un ongle, consécutif à un choc (avec un marteau, une pierre) ou à un pincement.
LUMBAGO : douleur lombaire aiguë généralement due à une contracture musculaire visant à protéger les vertèbres suite à un effort violent (synonyme de « tour de rein »).
LUXATION : lésion provoquée par une chute ou une torsion sévère d'un membre, caractérisée par un déplacement irréversible des parties osseuses, qui doivent être remises en place par un praticien expérimenté.
PLAIE CONTUSE : lésion due à un choc se caractérisant par une atteinte cutanée (coupure, écorchure) accompagnée d'une réaction des tissus sous-jacents (contusion).
TORTICOLIS : contracture des muscles du cou visant à protéger les vertèbres cervicales suite à un choc, un faux mouvement.

Petites plaies (coupures, écorchures, griffures, morsures)

NETTOYAGE DE LA PLAIE

Nettoyage à l'eau

Le premier geste, lorsqu'on se blesse, consiste à nettoyer (ou « parer ») la plaie, surtout si cela s'est passé dans un milieu souillé, avec un objet sale, rouillé, ce qui est souvent le cas au jardin ou en plein air. Passez la partie blessée sous l'eau claire, le plus rapidement possible, ce qui permet d'éliminer les corps étrangers (graviers, terre, débris végétaux...) et une bonne partie des microbes par une simple action de rinçage. En cas de saignement, préférez l'eau froide, car le froid a la propriété de contracter les petits vaisseaux. Séchez ensuite délicatement la zone blessée avec un tissu très propre ou, mieux, une gaze stérile.
On peut parfaire le nettoyage en employant de l'eau savonneuse, le savon étant détergent et légèrement antiseptique, ou de l'eau argileuse (1 à 2 cuillers à café rases d'argile verte ou blanche délayées dans un verre d'eau). Dans ces deux cas, finissez par un rinçage à l'eau claire.

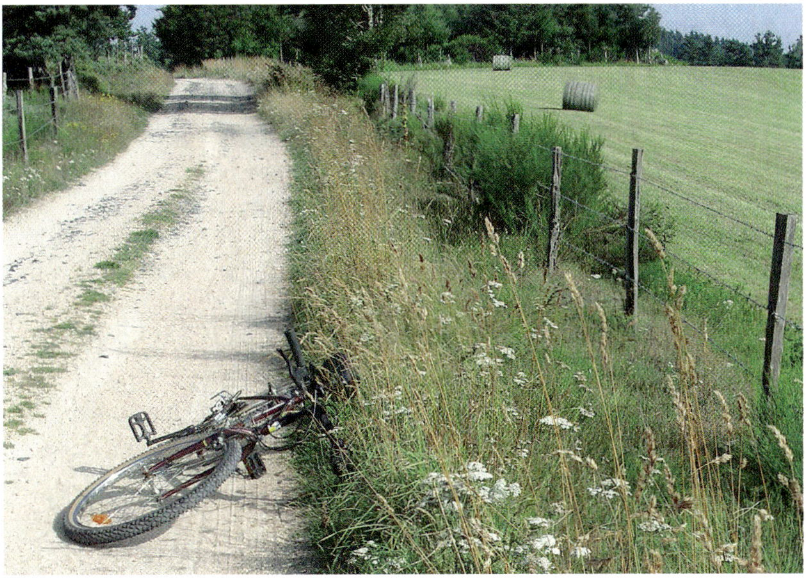

Les activités de plein air comportent forcément quelques risques...

Sérum physiologique

Très doux, en raison de son pH et de son osmolarité proches des tissus de l'organisme, le sérum physiologique convient parfaitement au nettoyage des plaies. Dans l'idéal, il faudrait toujours en avoir quelques dosettes sur soi, notamment en promenade avec les enfants.
On peut se rapprocher du sérum physiologique en ajoutant 9 grammes de sel fin à 1 litre d'eau filtrée ou d'eau de source, soit un peu moins de 2 cuillers à café rases.

Attention, n'employez cette préparation non stérile qu'en usage externe, sur la peau. Ne l'employez pas pour les soins des yeux.

Lotions aux plantes et hydrolats

Les infusions de plantes, appliquées tièdes ou froides, contribuent au nettoyage et à la désinfection des plaies. On peut également les employer en compresses, une fois la plaie nettoyée, afin d'accélérer la cicatrisation. Les plantes recommandées sont : achillée, aigremoine, bardane, bouillon-blanc, échinacée pourpre, géranium robert, guimauve, lavande, mauve, ortie, prêle, romarin, souci, thym, verge d'or. Le souci convient particulièrement bien.
On peut également employer certains hydrolats, très doux, chez les enfants en particulier : camomille, ciste, géranium, laurier, lavande, thym. Employez-les purs ou mélangés au même volume d'eau claire.

DÉSINFECTION

Dans la plupart des cas, les plaies sont contaminées par des bactéries provenant du milieu extérieur, mais aussi de la flore cutanée. Dans les premières heures après la blessure, les bactéries sont présentes, mais ne se multiplient pas. Au-delà d'un délai généralement estimé à 6 heures, les microbes se multiplient et l'infection se développe. L'organisme réagit contre les intrus par un afflux de lymphe et de cellules inflammatoires, qui se traduit par l'apparition de sérosités et de pus.
Une plaie infectée guérit beaucoup plus lentement qu'une plaie « propre » et cicatrise moins bien. Elle peut même entraîner des complications locales ou générales. Ainsi, même si le risque vous semble mineur et que vous vous sentez protégé par une vaccination plus ou moins à jour, il ne

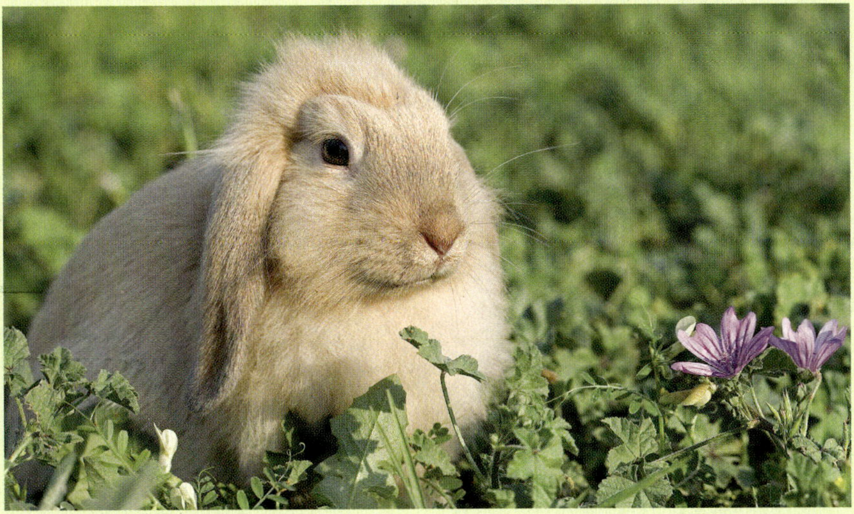

Les animaux peuvent transmettre des maladies potentiellement dangereuses.

Quelques maladies transmises par griffure ou morsure d'animaux

Dans le cas des morsures et griffures d'animaux, même lorsqu'elles semblent superficielles et bénignes, la désinfection doit être très soignée, car elles sont vectrices de bactéries ou de virus potentiellement pathogènes. On doit systématiquement consulter en cas de plaies multiples, si la lésion est profonde (c'est souvent le cas des morsures de chiens), si elle devient enflée et douloureuse dans les heures ou les jours qui suivent ou si l'animal responsable montre des signes pouvant évoquer la rage.

La maladie des griffes du chat : cette maladie (lymphoréticulose bénigne d'inoculation) est assez courante qui se déclare dans les jours qui suivent une griffure ou une morsure. Due à l'inoculation de bactéries (*Bartonella spp.*, *Afipia felis*), elle se manifeste par des ganglions anormaux, parfois rouges et douloureux, à proximité de la plaie, qui peuvent s'accompagner de fièvre modérée. Les enfants y sont particulièrement sensibles. Et ne crions pas « haro sur le minet », car malgré son nom, cette maladie peut survenir après une morsure ou une griffure de chat, mais aussi de chien ou de lapin.

La pasteurellose : cette maladie assez courante peut survenir après une morsure ou une griffure profonde. Elle provoque, généralement dans les heures qui suivent, une inflammation très douloureuse au niveau de la plaie, accompagnée de ganglions hypertrophiés et parfois de fièvre. En général, elle évolue vers la guérison, mais elle peut parfois entraîner des complications ostéo-articulaires ou des rechutes plus sévères.

La rage : le risque de contracter la rage en France est extrêmement faible, mais il s'agit d'une maladie irrémédiablement mortelle si elle n'est pas prise en charge très rapidement. Dans l'idéal, il faudrait consulter dès que l'on est mordu par un animal sauvage, errant ou inconnu ou si un animal connu de vous présente, lors de la morsure ou dans les 15 jours qui suivent, des signes évoquant la rage (agressivité, nervosité excessive, signes de paralysie, bave écumeuse, peur panique de l'eau…). Il faut savoir que la rage peut affecter toutes les espèces de mammifères.

faut pas oublier que le germe du tétanos (*Clostridium tetani*) est présent de manière non négligeable dans le sol, dans la poussière, sur les plantes, sur les objets rouillés.

Prudence notamment si vous amendez votre jardin avec du fumier, car le germe du tétanos est très fréquent dans les selles d'animaux, en particulier de chevaux.

On voit donc l'importance d'une désinfection soigneuse des plaies, et même si on peut en théorie attendre quelques heures, le plus tôt sera toujours le mieux.

Solutions alcooliques

Diverses solutions alcooliques permettent d'obtenir une désinfection correcte des plaies, l'action antiseptique de l'éthanol étant renforcée par les actifs aromatiques des plantes, qui peuvent aussi calmer la douleur ou accélérer la guérison (plantes vulnéraires). On citera notamment l'alcool de menthe, l'eau de mélisse, l'eau de Cologne véritable, l'élixir du Suédois. Mais attention, ces solutions, qui titrent généralement autour de 40-60°, ont les mêmes effets indésirables que l'alcool officinal, à savoir qu'elles risquent d'irriter ou de dessécher la peau.

Huiles essentielles

Pour les plaies peu étendues, on peut appliquer certaines huiles essentielles (ciste ladanifère, lavande fine, lavandin super, niaouli, ravensare aromatique, tea-tree) directement sur la blessure, à raison de 1 à 2 gouttes. Il y a peu de remèdes plus efficaces, car non seulement ces huiles essentielles sont des antiseptiques puissants, à large spectre et n'induisant pas de résistance, mais en plus elles stimulent les cellules cutanées et accélèrent la cicatrisation. La ciste a, de plus, des vertus hémostatiques puissantes. Pour une plaie plus étendue, on pourra les diluer à 10 % dans de l'alcool (voir ci-dessus), dans une huile végétale ou dans une base dispersante, à raison de 10 gouttes par cuiller à café de base.

Qu'est-ce qu'un microbe résistant ?

La médecine conventionnelle est fondée sur l'emploi de médicaments contenant un nombre limité d'actifs, le plus souvent un seul, y compris dans le cas des antimicrobiens (antibiotiques, antiseptiques…). Or, parmi les microbes pathogènes, certains sont devenus résistants. Il s'agit généralement de souches produisant, à la suite d'une mutation génétique spontanée, une enzyme capable d'inhiber un ou plusieurs agents antimicrobiens. Comme ceux-ci neutralisent les souches restées sensibles, les souches résistantes ont alors le champ libre pour se développer. Les huiles essentielles, en revanche, n'induisent pas de résistance car elles sont constituées de plusieurs molécules actives complémentaires (généralement entre 5 et 10 molécules principales et plusieurs dizaines de molécules secondaires). Or, les microbes sont incapables de produire des enzymes inactivant simultanément plusieurs de ces molécules. Et c'est encore plus vrai si vous employez les huiles essentielles en association (synergies) !

Vinaigre, jus de citron

Le vinaigre est un antiseptique doux, trop peu employé dans cet usage. De fait, ses propriétés antimicrobiennes, connues pour conserver les aliments, n'ont pas fait l'objet d'études scientifiques qui viendraient corroborer son emploi dans le domaine médicinal. Certainement insuffisant

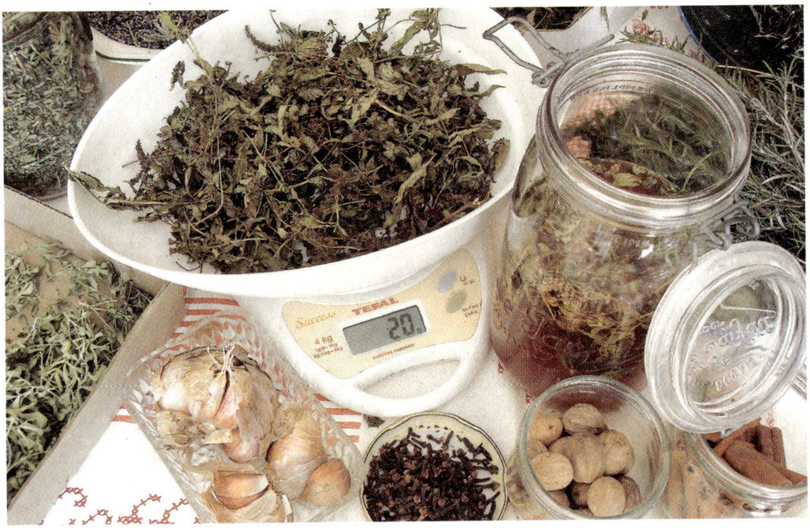

Préparation du vinaigre des quatre voleurs.

pour traiter une plaie surinfectée, il convient bien néanmoins à la désinfection des plaies superficielles, d'autant plus qu'il calme l'irritation locale. On peut augmenter son efficacité en y faisant macérer des plantes antiseptiques (voir p. 29). Les plantes les plus recommandées pour un vinaigre antiseptique sont : ail, clou de girofle, grains de genièvre, menthe, lavande, romarin, sauge, thym.

Riche en acides organiques, le jus de citron est, lui aussi, un bon désinfectant, mais attention, il peut piquer !

Argile

L'argile n'est pas à proprement antiseptique, mais elle capture les microbes et rend le milieu environnant hostile à leur multiplication. On peut difficilement l'employer en première intention, mais elle constitue un bon complément à la désinfection. C'est pourquoi on ne doit l'appliquer que sur une plaie nettoyée et désinfectée. De plus, en séchant, elle forme un pansement protecteur qui met les plaies à l'abri d'éventuelles souillures ultérieures, notamment les plaies ouvertes. Enfin, elle calme la douleur locale et facilite la cicatrisation.
Toutes les argiles (verte, blanche, rouge, rhassoul...) conviennent à cet usage.

Désinfectants conventionnels

Parmi les nombreuses solutions antiseptiques vendues en pharmacie, on conseillera de préférence l'eau de Dakin (Dakin Cooper stabilisé®), les solutions de povidone iodée (Betadine® dermique) et autres « iodophores », ainsi que les solutions de chlorhexidine (Hibitane®). Ce sont de puissants antiseptiques à large spectre, relativement bien tolérés par la peau et n'entraînant pas ou peu de réactions douloureuses.

En règle générale, il ne faut jamais combiner deux antiseptiques, car l'association de principes actifs incompatibles peut réduire ou annuler leurs effets antimicrobiens.

Attention en revanche aux « grands classiques », car certains sont loin d'être adaptés à l'usage qui en est fait (voir encadré ci-contre).

Antiseptiques : des classiques à revoir…

ALCOOL À 90° : l'alcool à 90° est très peu efficace, car la présence d'eau est nécessaire à son activité antiseptique. Le titre optimal se situant entre 60° et 70°, on préférera donc l'alcool officinal à 70° (dénaturé) ou l'alcool pédiatrique à 60° (coloré au bleu de méthylène). Mais attention, l'alcool reste irritant et desséchant, donc à utiliser faute de mieux.

ALCOOL CAMPHRÉ : obtenu en diluant du camphre, un actif naturel potentiellement toxique et irritant, il n'est pas très indiqué au nettoyage des plaies et convient plutôt au massage des zones douloureuses, appliqué sur la peau intacte (voir encadré p. 120).

ALCOOL IODÉ, TEINTURE D'IODE : l'iode est un excellent antiseptique (bactéricide à large spectre), qui agit rapidement et accélère la cicatrisation. Hélas, ses formes traditionnelles risquent de piquer et de tacher, inconvénients qui sont minimisés avec les iodophores modernes (Bétadine®). Ces produits bénéficient d'une bonne tolérance, mais il ne faut pas les employer en cas d'allergie à l'iode, ni en période de grossesse et chez le jeune enfant (moins de 30 mois).

EAU OXYGÉNÉE : cette solution de peroxyde d'hydrogène (H_2O_2) est très efficace, mais elle détruit les cellules saines en raison de ses propriétés oxydantes, compromettant la cicatrisation. Utiliser à défaut et ne jamais employer en compresses (pas de contact prolongé).

ÉOSINE : cet antiseptique léger, peu puissant, est surtout employé pour assécher les plaies. Il est préférable de l'employer en unidoses, car il est arrivé que des plaies soient infectées accidentellement par des solutions d'éosine contaminées.

ÉTHER MÉDICINAL (éther diéthylique) : l'éther dégraisse la peau mais n'a aucun effet antiseptique. Ses vapeurs sont toxiques pour le système nerveux central et le foie. À éviter.

MERCUROCHROME® : la formule originale n'est plus commercialisée en France, car elle était produite à partir de la chimie des métaux lourds. De plus, son spectre était incomplet et de nombreux germes étaient devenus résistants.

HÉMOSTASE (EN CAS DE SAIGNEMENT)

Certaines plaies, même superficielles, peuvent saigner abondamment. Or, pour qu'un saignement s'arrête, deux mécanismes entrent en jeu : la contraction de la paroi des vaisseaux lésés et la formation d'un caillot qui colmate la brèche. Sans aborder plus en détail les désordres hématologiques, on sait que chez certaines personnes, les saignements ont plus de mal à s'arrêter que chez d'autres. Dans ce cas, en particulier, il est bon de connaître certains gestes simples qui permettent d'accélérer la coagulation (ou hémostase).

Compression mécanique

Exercer simplement une pression sur la zone blessée, à l'aide du doigt ou de la main, permet de ralentir le flux sanguin et favorise l'hémostase. On peut poser un pansement ou une bande de gaze, mais toujours après avoir désinfecté la plaie.

Huiles essentielles

L'huile essentielle de ciste ladanifère est un excellent agent hémostatique. Appliquée pure, à raison de 1 ou 2 gouttes, sur une coupure ou une écorchure, elle permet d'arrêter le saignement de manière souvent spectaculaire. Le géranium rosat a également des propriétés hémostatiques renommés, mais moins puissantes !

La ciste contre le nez qui saigne (épistaxis)
Les propriétés hémostatiques de l'huile essentielle de ciste ladanifère peuvent être mises à profit pour stopper un saignement de nez : versez-en 1 à 2 gouttes sur un petit morceau de coton de taille adaptée et insérez celui-ci délicatement à l'entrée de la narine, pas trop profondément pour faciliter le retrait.

Pierre d'alun

La pierre d'alun est antiseptique et hémostatique, elle peut arrêter les petits saignements associés à une coupure légère ou à une égratignure.

Argiles

Certaines argiles ont la capacité de stimuler les facteurs de l'hémostase et donc de diminuer le temps de coagulation. Les plus actives sont l'argile blanche (kaolinite), mais également l'attapulgite et la bentonite. Ainsi, vous pouvez saupoudrer sur la plaie un peu d'argile blanche ou même d'Actapulgite® (pansement digestif à l'attapulgite, en pharmacie).

Cataplasmes de plantes

Les feuilles de plantain malaxées et placées en cataplasme sur une plaie arrêtent le saignement et facilitent la cicatrisation. De même, on peut appliquer des feuilles d'achillée millefeuille, de céleri, de chou, de pensée sauvage ou des fleurs de souci.

PROTECTION, PANSAGE

Pansement, compresse

Si la plaie est propre, désinfectée, et ne saigne plus, autant la laisser à l'air libre. En revanche, si elle est « à vif », si elle continue de saigner, ou si elle risque d'être contaminée par le milieu, il est préférable de la protéger par un pansement.

Plutôt que les formes plastifiées, préférez les pansements en tissu ou, mieux, le carré de gaze de coton que l'on fera tenir avec un sparadrap. Si vous appliquez un bandage pour faire tenir le pansement, ne le serrez pas trop fort pour ne pas entraver la circulation sanguine.

Mise en garde

Ne jamais poser de pansement sur une plaie non parée ni désinfectée, cela favoriserait le développement de microbes, et notamment des bactéries anaérobies dont certaines sont particulièrement pathogènes.

Alternatives naturelles

- **Argile** : l'argile en pâte forme un excellent pansement naturel, à la fois protecteur et assainissant (par absorption des sérosités). En revanche, n'employez pas directement la terre du sol environnant qui peut être vecteur de germes potentiellement pathogènes.
- **Miel** : les blessures superficielles peuvent être recouvertes de miel qui, en formant un film, les protège du milieu extérieur et favorise la cicatrisation. Recouvrez éventuellement d'une gaze pour éviter de « coller ».
- **Feuille de chou** : le cataplasme à la feuille de chou jouit d'une réputation ancestrale (voir encadré p. 119), notamment pour protéger les plaies et accélérer leur guérison. Faites-le tenir à l'aide d'une petite bande de gaze, pas trop serrée.

Mise en garde

La croûte qui se forme à la surface des plaies est un pansement naturel. Ne l'arrachez jamais, mais laissez-la se détacher spontanément. Elle protège la peau tandis que celle-ci cicatrise (on parle de cicatrisation « sous-crustacée »).

Échardes, panaris

Échardes

Les échardes sont particulièrement fréquentes lorsque l'on jardine ou que l'on effectue des cueillettes sauvages. Souvent douloureuses, elles peuvent aussi être sources d'infection (voir Panaris). Si l'extraction s'avère délicate ou si la zone est très enflammée, évitez de vous « charcuter ». Contentez-vous de désinfecter et rendez vous auprès d'un professionnel de santé qui disposera des instruments adéquats.

Dans les autres cas, quelques astuces peuvent faciliter l'extraction :

- trempez quelques minutes le doigt dans de l'eau chaude additionnée de sel ou de savon ;
- enduisez généreusement la zone affectée d'huile végétale ou de savon noir, laissez poser jusqu'à ce que la peau se ramollisse ;
- appliquez un cataplasme d'argile, entourez d'un pansement et laissez poser plusieurs heures.

Pressez ensuite à la pointe de l'écharde et tirez à l'aide d'une pince.

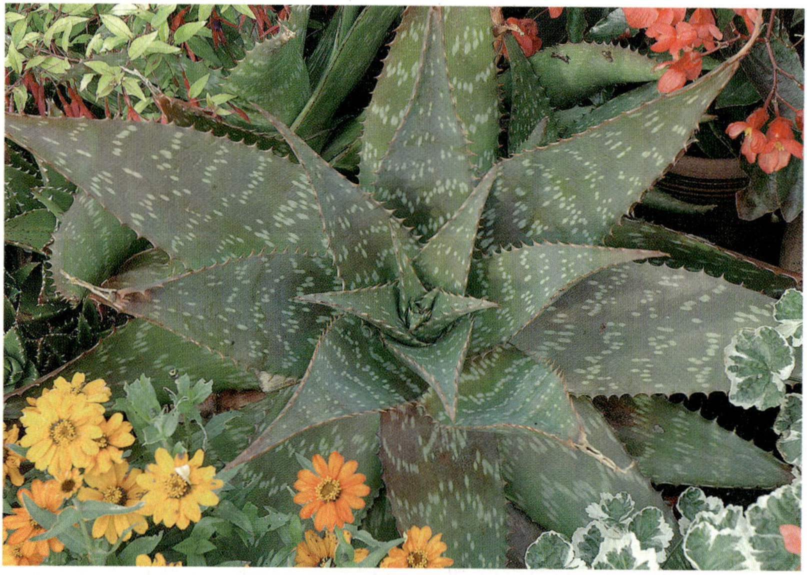

Attention aux échardes lorsque vous manipulez des plantes à piquants, ici un aloé.

Si vous êtes un « habitué » des échardes, procurez-vous une pince à échardes en pharmacie (pince « à épiler » très effilée). Veillez à ce qu'aucun débris ne demeure sous la peau pour éviter tout risque de panaris. Enfin, désinfectez le point d'insertion.

Panaris

Le terme de panaris désigne toute lésion aiguë affectant un doigt ou un orteil et s'accompagnant d'une réaction inflammatoire locale suivie de la production de pus. Le panaris est souvent situé autour de l'ongle ou à la pointe du doigt. Il est généralement causé par une infection bactérienne (à staphylocoque doré ou à streptocoque), qui se développe à la suite d'une petite plaie mal soignée, d'une piqûre profonde, d'une griffure, d'une écharde ou d'un reste d'écharde… Très douloureux, le panaris peut avoir des complications sévères s'étendant aux tissus environnants, notamment aux articulations.

Mise en garde

Ne négligez jamais les blessures à la main : une petite entaille profonde ou un panaris mal soigné peuvent entraîner des lésions irréversibles ou des complications sévères.

Pour faire mûrir le panaris (avant la formation de pus)

- Compresse chaudes de miel, de figue (figue fraîche ou sèche, traditionnellement cuite dans du lait) ou d'oignon cuit ;
- Cataplasme chaud à la feuille de chou (voir p. 119) ;
- Compresse chaude d'infusion ou de décoction de thym ou de bouillon-blanc ;
- Application de teinture d'iode.

Lorsque le panaris est mûr, c'est-à-dire lorsque le pus s'est formé, ne le percez pas, mais laissez-le s'ouvrir spontanément. Vous pouvez alors presser délicatement pour aider le pus à s'évacuer, de préférence à l'aide d'une gaze. Désinfectez soigneusement avec une solution antiseptique.

Pour soulager la douleur

- Glaçon, compresses froides ou bain dans l'eau froide ;
- Compresses tièdes d'infusion forte de camomille, de mauve ou de souci (le souci est préférable car il a des propriétés désinfectantes).

Pour contrôler l'infection

- Compresses ou bains 3 fois par jour dans de l'eau de Dakin (en pharmacie). Rincez à l'eau claire après le soin ;
- Cataplasmes d'argile verte (une noisette), additionnée de 1 à 2 gouttes d'huile essentielle de laurier noble, de lavande fine, de niaouli, de ravensare aromatique ou de tea-tree ;
- Application d'une de ces huiles essentielles pure (1 goutte), sur la lésion.

Si vous n'observez aucune amélioration malgré vos soins, au bout de 1 ou 2 jours au maximum, consultez un médecin, qui, hélas, sera peut-être amené à vous prescrire un traitement antibiotique (il est parfois difficile d'y échapper).

Comment retirer un corps étranger dans l'œil

En présence d'un corps étranger (moucheron, poussière de terre, débris végétal…), l'œil réagit par un flux de larmes et des clignements de paupières qui visent à éliminer l'intrus. Mais parfois ce réflexe naturel de défense est insuffisant. Dans ce cas, il ne faut surtout pas essayer de retirer le corps étranger avec les doigts sales ou un linge douteux, car les yeux sont très sensibles aux microbes. Lavez-vous méticuleusement les mains et utilisez un mouchoir propre ou une gaze stérile, si possible humidifiés à l'eau claire. Dans l'idéal, il faudrait employer du sérum physiologique ou un collyre en flacon unidose. Vous pouvez également employer un hydrolat très doux comme le bleuet ou la camomille, ou encore de l'infusion fraîche de mélilot (refroidie).

Coups et bosses (contusions, hématomes, plaies contuses)

Une contusion est provoquée par un choc violent contre un objet dur, généralement le sol, un mur… ou le manche d'un râteau ! Il se produit un écrasement des tissus, qui peut s'accompagner de lésions cutanées (coupure, éraflure, saignement…). On parle alors de plaie contuse, dont l'exemple type est le « genou couronné ». En plus des soins cutanés, identiques aux plaies non compliquées (parage, désinfection, hémostase), il conviendra de soulager l'hématome et l'inflammation sous-jacents.

L'inflammation, ou réaction inflammatoire, est un terme que l'on retrouve fréquemment dans cet ouvrage, car elle est impliquée dans un très grand nombre d'affections : bosses, brûlures, irritations cutanées, piqûres d'insectes… C'est pourquoi il nous semble nécessaire d'apporter ici un peu plus de précisions sur sa nature et sur les différents moyens de la traiter.

L'inflammation : un mécanisme de défense

L'inflammation est une réaction naturelle de l'organisme contre un événement anormal affectant un tissu : infection microbienne, destruction accidentelle de cellules, corps étranger, échauffement d'une articulation… L'organisme mobilise alors un système de défense très complexe dont le but principal est de recruter des cellules « nettoyeuses » qui capturent les microbes, les débris de cellules mortes ou de corps étrangers… La réaction inflammatoire s'accompagne d'une augmentation du flux de sang et de lymphe. Elle se caractérise par la coexistence de plusieurs des 5 symptômes types suivants : rougeur, tuméfaction, chaleur, douleur et gêne fonctionnelle.

En règle générale, l'inflammation guérit spontanément et évolue vers la réparation des tissus. Lorsque les symptômes sont cliniquement gênants, on peut les atténuer, par l'application de froid ou par l'emploi d'agents anti-inflammatoires. Lorsque l'inflammation devient chronique (arthrose par exemple), elle nécessite obligatoirement un traitement médical. Les médicaments disponibles sont les corticoïdes et les anti-inflammatoires non stéroïdiens (AINS), dont le chef de file est l'aspirine. Or, n'oublions pas que cette aspirine est dérivée de molécules naturelles que l'on trouve dans l'écorce de saule ou la reine-des-prés.

De fait, les plantes contiennent de nombreuses substances anti-inflammatoires : salicylate de méthyle (écorce de bouleau blanc, gaulthérie couchée), chamazulène (camomille), substances soufrées (ail, oignon, chou), glucosides anti-inflammatoires (harpagophytum). On trouve aussi de nombreux pigments et tanins aux propriétés antioxydantes, dont on soupçonne de plus en plus qu'ils s'opposent au processus inflammatoire. Cela a par exemple été démontré pour la quercétine (présente dans le thé, vin rouge, oignon, pomme, fruits rouges…).

Application de froid

Le froid soulage la douleur inflammatoire et prévient l'hématome. Si cela est possible, on peut immerger la partie atteinte dans de l'eau froide ou appliquer dessus un linge trempé dans l'eau froide ou une poche de glace.

On peut également employer un accumulateur de froid (plaque en plastique à congeler qu'on emploie pour le transport des aliments) ou un pack souple destiné spécifiquement à cet usage (en pharmacie ou dans les magasins de sport).

Mise en garde

N'appliquez jamais les objets très froids directement sur la peau, car cela pourrait altérer les tissus. Interposez systématiquement un linge.

Quelques effets physiologiques et thérapeutiques du froid et du chaud

La chaleur et le froid agissent sur différents systèmes de l'organisme, généralement de manière opposée. En simplifiant à l'extrême, on pourrait dire que la chaleur dilate et que le froid contracte.

La chaleur dilate les pores de la peau et les vaisseaux sanguins, relâche les muscles, détend l'organisme en général et prépare le repos. Elle calme les douleurs musculaires et spasmodiques (crampes, contractures, coliques, règles douloureuses...), en relaxant les fibres musculaires lisses ou striées.

Le froid contracte les pores de la peau, les vaisseaux sanguins et les muscles. Il calme les inflammations et les douleurs d'origine vasculaire (contusions, panaris, coups de soleil, jambes lourdes...), essentiellement en ralentissant le flux sanguin.

Lorsque l'exposition au chaud ou au froid est excessive, l'organisme déclenche des mécanismes de thermorégulation, ou homéothermie, visant à refroidir le corps (transpiration, hyperventilation) ou, à l'inverse, à le réchauffer (frissons, piloérection). La piloérection est beaucoup plus visible chez les animaux, qui semblent gonfler leur pelage ou leur plumage, que chez nous où elle se traduit par une simple et coquette « chair de poule » !

Huiles aromatiques et macérats huileux

Pour accélérer la résorption des ecchymoses (bleus)
1 cuiller à café d'huile de calophylle inophyle (à défaut, d'olive), 10 à 20 gouttes d'huile essentielle d'immortelle d'Italie ou, à défaut, de laurier noble, de cèdre de l'Atlas ou de tanaisie annuelle.
Appliquez sur l'ecchymose en massant délicatement.

Pour calmer la douleur
Appliquez simplement du macérat d'arnica, de camomille ou de souci, en massant délicatement.

Immortelle et précieuse !
L'huile essentielle d'immortelle d'Italie est le plus puissant agent anti-hématomes naturel actuellement connu. Pour éviter l'apparition d'une ecchymose, appliquez-en simplement 1 à 2 gouttes à l'endroit du traumatisme, le plus rapidement possible. Massez légèrement pour faire pénétrer.

Phytothérapie, homéopathie

En interne
- Un traitement par l'ananas, l'harpagophytum (gélules) ou la reine-des-prés (tisane ou gélules) facilite la guérison des contusions ;
- Les granules d'arnica (Arnica montana 5 CH) sont très réputés dans la prévention des bleus après un coup ou une chute, notamment chez les enfants. On recommande de prendre le plus rapidement possible 3 granules et de renouveler l'opération, jusqu'à 3 fois dans la journée.

Autres remèdes naturels

Pommades à l'arnica : il existe dans le commerce (pharmacie, magasins bio, herboristerie) des pommades ou des gels à l'arnica. Il faudrait toujours en avoir à sa portée, surtout lorsqu'on a dans sa famille des enfants, des sportifs, des bricoleurs ou des jardiniers maladroits.
On peut aussi les remplacer par du macérat ou de la teinture d'arnica en compresses.

Alcool camphré : massez simplement la zone lésée avec un peu d'alcool camphré (voir p. 120).

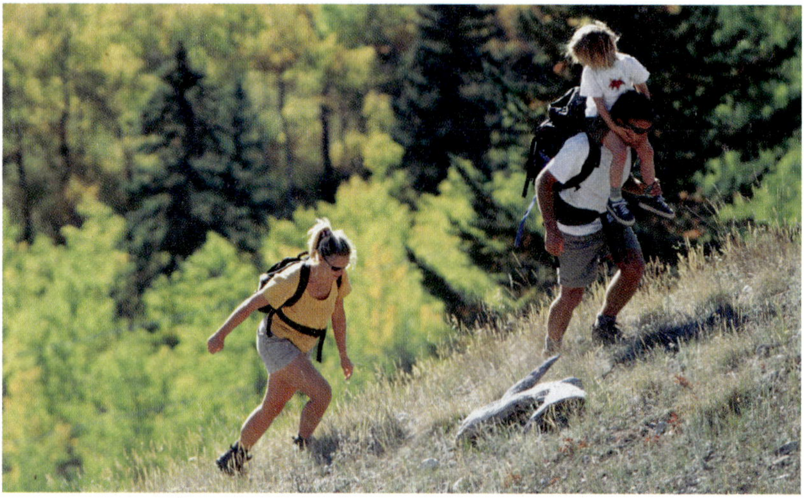

Mauvaise réception sur la cheville, et hop : c'est l'entorse.

Foulures (entorses légères)

La torsion de la cheville est un accident fréquent : le pied glisse sur une pierre, se coince dans une ornière, une racine… et le mal est fait ! Le mouvement forcé entraîne un déplacement des différentes parties de l'articulation et distend les ligaments. De tels traumatismes articulaires ne doivent jamais être négligés car, mal soignés, ils peuvent laisser des séquelles et favoriser l'arthrose. Or, les douleurs articulaires chroniques sont un véritable handicap et peuvent même avoir des répercussions sur l'état général. Par conséquent, il faut ménager ses articulations autant que faire se peut : elles sont précieuses, mais fragiles !

Mise en garde

Ne prenez en charge que les entorses légères, ou foulures, peu douloureuses et peu enflées. Toute torsion qui s'accompagne d'une douleur violente, persistante, d'un gonflement marqué et/ou d'une coloration rouge ou violacée de l'articulation doit amener à consulter le plus rapidement possible. Dans ce cas, il ne faut pas manipuler l'articulation, mais simplement la placer en position surélevée et appliquer du froid en attendant l'examen médical.

Application de froid

Placez dès que possible l'articulation lésée en situation surélevée et appliquez une poche de glace entourée d'une serviette ou une autre source de froid pendant 10-15 minutes (voir p. 114). Renouvelez toutes les 2-3 heures.

Huiles et baumes de massage

Huile contre les foulures ou les étirements[1]

50 ml d'huile végétale, de préférence calophylle inophyle (magasins de produits naturels), 35 gouttes d'huile essentielle d'eucalyptus citronné, 25 gouttes d'huile essentielle de menthe poivrée, 20 gouttes d'huile essentielle d'immortelle d'Italie et 20 gouttes de gaulthérie couchée.

Versez l'huile végétale dans un petit flacon puis ajoutez les huiles essentielles. Agitez pour bien mélanger. Massez 3 fois par jour jusqu'à soulagement des symptômes.

Important

Les huiles thérapeutiques sont très concentrées en huiles essentielles (10 %). Elles doivent être réservées à l'usage local, dans les indications spécifiées. Notez celles-ci sur l'étiquette du flacon, ainsi que la composition et la date de fabrication. Ne les employez pour aucun autre usage (notamment cosmétique, massage corporel…).

Si vous avez l'expérience de l'aromathérapie et souhaitez des soins plus concentrés encore (20 %), suivez les recettes données en doublant le nombre de gouttes. Il est cependant déconseillé d'employer à plus de 10 % les huiles essentielles irritantes telles qu'ajowan, citron, estragon, menthe poivrée, sarriette des montagnes, origan vulgaire. Il est rappelé qu'il faut employer avec la plus grande prudence les huiles essentielles à phénols, à cétones et à aldéhydes (voir p. 50 : Du bon usage des huiles essentielles).

Mise en garde

En règle générale, employez avec prudence des soins très concentrés en huiles essentielles chez les enfants et évitez-les chez les plus jeunes (moins de 5 ans). Prudence notamment avec la menthe poivrée (risques de convulsions).

Huiles aromatiques contre les foulures ou les étirements (variantes)

50 ml d'huile végétale (de préférence calophylle inophyle), 100 gouttes (au total) d'une ou plusieurs huiles essentielles choisies dans la liste suivante : ajowan, cajeput, citronnelle de Java, eucalyptus citronné, gaulthérie

1. D'après une formule du docteur Guy Avril.

couchée, genévrier, laurier noble, menthe poivrée, petit grain bigaradier, sarriette des montagnes, tanaisie annuelle. L'huile essentielle de tanaisie annuelle est particulièrement recommandée lorsque l'articulation est enflée. Appliquez en massage sur la zone douloureuse.

Macérats

Massez la zone douloureuse avec du macérat de genévrier ou de laurier noble (laurier-sauce).

À défaut, remplacez l'un ou l'autre par de l'huile aromatique préparée en ajoutant 50 gouttes d'huile essentielle de genévrier ou de laurier noble à 50 ml d'huile végétale.

Baumes

- **Baume maison** : pour un emploi plus pratique, vous pouvez remplacer les huiles de massage ci-dessus par des baumes, en suivant les recettes données p. 25. Pour les baumes aromatiques, ajoutez les huiles essentielles selon les formules données ci-dessus, soit 100 gouttes pour 50 ml.
- **Baumes du commerce** : on trouve en pharmacie des baumes aux plantes, aux huiles essentielles ou aux extraits d'huiles essentielles (Arnican®, baume Aroma®, baume Kamol®, Végébom®...) destinés au soulagement des douleurs corporelles. Il existe également d'autres produits plus traditionnels comme le baume celtique, le baume du tigre, le baume du Tibet...

Mise en garde

Vérifiez bien l'origine de ces produits et leur composition, notamment s'il s'agit de produits d'importation. En effet, certains baumes d'origine asiatique sont falsifiés et contiennent des molécules de synthèse, notamment des corticoïdes. Comme il est impossible de vérifier par soi-même, achetez-les dans des magasins spécialisés (herboristeries, magasins de phytothérapie) et évitez les catalogues généraux ou les magasins exotiques. Pour le baume du tigre, préférez la marque Haw Par Healthcare Ltd (Singapour), qui jouit d'une bonne réputation.

Cataplasme à la feuille de chou

Le cataplasme à la feuille de chou fait partie des remèdes naturels à la réputation de panacées (voir encadré page suivante). La foulure est une de ses meilleures indications.

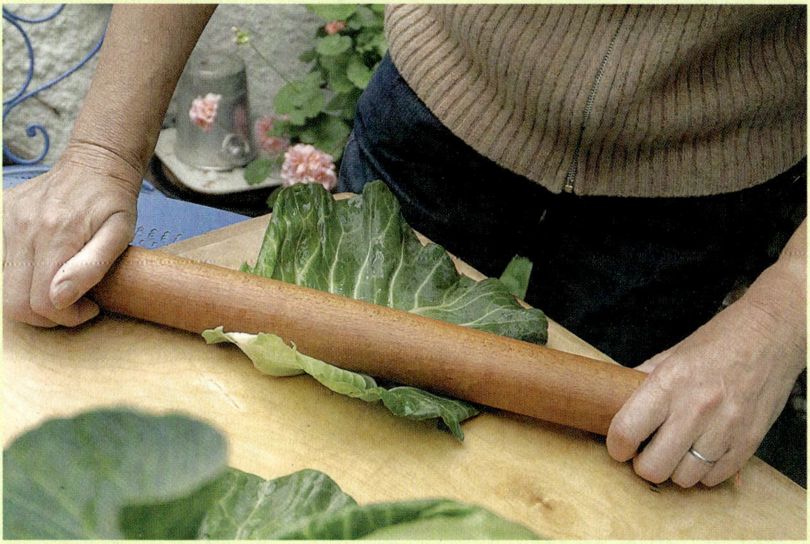

Dans la préparation à froid, écrasez la feuille de chou pour libérer son suc.

Incontournable : le cataplasme à la feuille de chou

- **Propriétés** : le chou a des propriétés antiseptiques, anti-inflammatoires (calmantes), cicatrisantes, reminéralisantes, tonifiantes et légèrement hémostatiques.
  Il est connu pour sa richesse en minéraux et en vitamines, mais également en substances soufrées, auxquelles il doit notamment ses propriétés antimicrobiennes. Ses effets calmants seraient liés entre autres à la présence de glutamine, un précurseur de la glucosamine aux propriétés antalgiques et anti-inflammatoires.
- **Indications** : douleurs articulaires, brûlures et coups de soleil, engelures, gerçures, démangeaisons, piqûres d'insectes, infections cutanées (plaies, abcès, panaris…).
- **Préparation à froid** : prenez de belles feuilles de chou (vert ou rouge) bien colorées et très charnues, fraîchement coupées. Lavez-les à l'eau courante et essuyez-les. Retirez la côte centrale et, si nécessaire, les plus grosses nervures secondaires. Écrasez les feuilles une à une avec un rouleau à pâtisserie (ou une bouteille) afin de les amollir et de libérer le suc. Appliquez 1 à 3 épaisseurs de feuilles de chou sur la zone concernée, recouvrez d'un tissu puis entourez d'une bande sans trop serrer. Laissez en place quelques heures, le plus souvent la journée ou la nuit entière, selon la pathologie traitée. Lorsque vous retirerez les feuilles de chou, elles pourront avoir un aspect très altéré, voire une odeur désagréable, ce qui est tout à fait normal.
- **Préparation à chaud** : ébouillantez les feuilles de chou (faites-les « blanchir ») pendant quelques secondes, puis laissez-les tiédir avant de les appliquer sur la zone douloureuse. Cette variante convient bien aux douleurs articulaires car elle combine l'effet de la chaleur à celui de la feuille de chou.

Préparez un cataplasme à la feuille de chou en suivant une des recettes de l'encadré. Appliquez sur les zones douloureuses et laissez en place quelques heures.

Solutions alcooliques

On peut effectuer un massage des zones douloureuses (muscles ou articulations) avec des solutions alcooliques ou hydroalcooliques à base de plantes, d'extraits de plantes ou d'huiles essentielles : eau de Cologne véritable, alcool camphré, alcool de menthe, eau de mélisse, élixir du Suédois, teinture d'arnica... Outre les effets des plantes, l'alcool exerce une action échauffante (rubéfiante, révulsive) et anesthésique. Attention toutefois, ce type de soin peut dessécher, voire irriter la peau.

Le camphre

Le camphre est une molécule aromatique contenue dans certaines huiles essentielles et obtenue principalement par distillation de diverses parties du camphrier (*Camphora officinalis*). Le camphre est tonique, anesthésique, analgésique, anti-inflammatoire, antiseptique, décontracturant. Toutefois, il peut s'avérer neurotoxique chez les sujets sensibles (effets convulsivants) et notamment chez les jeunes enfants, chez qui il est contre-indiqué.

On l'emploie traditionnellement en friction, sous forme d'alcool camphré ou parfois d'huile ou de pommade camphrée, pour préparer les muscles avant un exercice physique ou pour soulager les contusions, les douleurs musculaires ou articulaires, les entorses.

On trouve le camphre en pharmacie, vendu au poids sous forme de poudre ou de morceaux plus ou moins grossiers.

Si vous souhaitez vous lancer dans la préparation de produits au camphre, renseignez-vous bien au préalable sur ses conditions d'utilisation.

Autres remèdes naturels

- **Argile** : préparez un cataplasme à l'argile. Une fois la pâte prête, appliquez délicatement sur la zone douloureuse. Laissez poser au moins une heure. Pour éviter que le cataplasme ne s'effrite, on peut le recouvrir d'une bande de gaze non serrée.
- **Arnica** : l'arnica sous toutes ses formes est la plante de choix pour ce type de traumatismes (compresses d'infusion forte, gels et pommades du commerce, macérat huileux ou teinture en friction).

- **Crème d'algue** : reminéralisante et anti-inflammatoire, elle soulage efficacement les douleurs articulaires (voir p. 77). Appliquez en massant légèrement puis laissez-la poser comme un cataplasme.
- **Consoude** : appliquez une compresse de décoction forte de racine ou un cataplasme de racine fraîche broyée.
- **Flexarome®** : cette composition du docteur Valnet est destinée au soulagement des muscles et des articulations endoloris.

Élongations, crampes, contractures (torticolis, tour de rein)

Totalement réversible et légèrement douloureuse, l'élongation musculaire peut survenir à la suite d'une extension excessive, en taillant un arbre ou une haie par exemple, ou en escaladant un rocher. On ne doit pas la confondre avec le claquage (déchirure musculaire), qui affecte plutôt les sportifs de haut niveau. En revanche, la contracture musculaire, douloureuse et persistante, est souvent due à un faux mouvement ou à un travail de force : c'est le cas par exemple du torticolis et du lumbago (« tour de rein »). La crampe, quant à elle, peut survenir à tout moment, même au repos. Elle est passagère et ne dure que quelques minutes… douloureuses ! (Pour les définitions, voir également encadré p. 100).

Compresse chaude

Le chaud ayant la propriété de détendre les muscles, on peut appliquer une bouillotte, une compresse ou une serviette chaude sur les crampes ou les contractures musculaires. Pour le mal de dos, restez plusieurs dizaines de minutes allongé sur le ventre, un coussin callé sous l'abdomen pour ne pas creuser la colonne lombaire.

Alcoolat, huile ou baume contre les douleurs musculaires

50 ml de base (alcool blanc à 40°, huile, baume neutre, voir p. 25), 100 gouttes (au total) d'huiles essentielles choisies dans la liste page suivante, seules ou en mélange.

Incorporez-la ou les huiles essentielles dans la base, à froid pour l'huile et l'alcool, à chaud, hors du feu pour le baume. Frictionnez la zone douloureuse avec le produit obtenu.

Huiles essentielles recommandées : ajowan, cajeput, copahu, cyprès toujours vert, eucalyptus citronné, gaulthérie couchée, géranium rosat, estragon, laurier noble, petit grain bigaradier, sarriette des montagnes.

Macérats huileux

Les macérats d'arnica et de genévrier soulagent efficacement la plupart des douleurs musculaires, ainsi que le macérat de gingembre, moins connu. On peut leur ajouter jusqu'à 5 % des huiles essentielles choisies dans la liste ci-dessus (soit 15 gouttes dans une cuiller à soupe de macérat).

Huiles de massage

Huile de massage contre les crampes[1]

50 ml d'huile sèche, 33 gouttes de chacune des 3 huiles essentielles suivantes : estragon, gaulthérie couchée, laurier noble.
Versez l'huile dans un petit flacon. Ajoutez les huiles essentielles et agitez pour mélanger. Frictionnez la zone douloureuse.

Huile de massage contre le mal de dos[1]

50 ml d'huile sèche, 20 gouttes de chacune des 5 huiles essentielles suivantes : ajowan, eucalyptus citronné, gaulthérie couchée, immortelle d'Italie, menthe poivrée.
Versez l'huile dans un petit flacon. Ajoutez les huiles essentielles et agitez pour mélanger. Frictionnez la zone douloureuse.

Cataplasme chou/argile

Le cataplasme à la feuille de chou et le cataplasme à l'argile (verte) soulagent efficacement les douleurs lombaires et les torticolis. À l'instar des anciens, vous pouvez combiner les deux : préparez un cataplasme à l'argile en humectant la poudre d'agile avec de l'eau, ajoutez éventuellement 5-6 gouttes d'huiles essentielles (voir formules ci-dessus). Retirez les grosses côtes de 2-3 feuilles de chou et écrasez-les avec un rouleau ou une bouteille. Appliquez l'argile en pâte sur la zone douloureuse puis recouvrez avec les feuilles de chou.

1. D'après une formule du docteur Guy Avril.

Autres remèdes naturels

Ces remèdes s'emploient en friction des muscles endoloris : alcool camphré, baume Aroma®, baume du tigre, jus de citron, Végébom®…

Brûlures légères, coups de soleil

Les brûlures sont sans doute plus rares au jardin ou en plein air qu'à la maison, où cuisine et repassage constituent de sérieux facteurs de risque. En revanche, le risque de coup de soleil est élevé, si l'on reste au soleil sans protection suffisante.

Application de froid

Le traitement des brûlures doit toujours commencer par l'application d'eau froide, le plus rapidement possible car, en refroidissant la zone atteinte, elle limite les conséquences destructrices de la chaleur sur les cellules environnantes. Essuyez très délicatement, en tamponnant, pour ne pas aggraver la lésion ni provoquer de réaction douloureuse.

Préparations huileuses

Huiles et macérats

Appliquez délicatement sur la brûlure une huile végétale vierge, très douce (amande douce, olive, sésame, tournesol…). Certains macérats sont plus adoucissants encore : aloès, carotte, lavande, lis, pâquerette, souci, mais surtout millepertuis, recommandé par le fameux docteur Leclerc, un des pères fondateurs de la phytothérapie française.

Liniment oléocalcaire

Appliquez délicatement du liniment oléocalcaire, préparé selon la recette p. 26.

Le tulle gras Lumière®

À soixante ans, Auguste Lumière, l'un des deux célèbres frères inventeurs du procédé cinématographique, décida de se consacrer à des recherches médicales, avec plus ou moins de succès. Sa fortune lui permit de publier de nombreux ouvrages et son usine prépara jusqu'à 150 spécialités pharmaceutiques. Parmi celles-ci, le tulle gras Lumière® connut une grande notoriété au début du XXe siècle, notamment dans le traitement des plaies et des brûlures. Il s'agissait de compresses imprégnées de baume du Pérou, un excellent agent cicatrisant, hélas fortement allergisant. De ce fait, la formule originale n'est plus commercialisée en pharmacie. L'actuel tulle gras Solvay est imprégné de vaseline, adoucissante et protectrice, mais qui n'a pas les propriétés cicatrisantes du baume du Pérou.

Phytothérapie

De nombreux végétaux sont efficaces pour calmer les brûlures. Ils contiennent des substances adoucissantes, calmantes, hydratantes, notamment des mucilages.

- **Cataplasmes de plantes** : appliquez directement de la racine fraîche de grande consoude râpée, des feuilles écrasées de chou, des feuilles de bettes ou de laitue ramollies (blanchies) puis tiédies, des feuilles fraîches de lierre grimpant, de joubarbe, d'orpin, de pimprenelle, de pourpier, de sureau noir, des fleurs fraîches de souci, du jus ou gel d'aloès, des algues fraîches malaxées.
- **Compresses** : appliquez des compresses imprégnées d'infusion forte ou de décoction refroidie d'arnica, de bouillon-blanc, de camomille, de carotte (fanes), d'échinacée pourpre, d'églantier, de pépins de coing, de souci.
- **Fruits, légumes** : tranche ou chair crue pilée de carotte, de citrouille, d'oignon, de pomme de terre, de tomate ; tranche ou chair de fruits frais (abricot, melon, pêche, poire juteuse, pomme…) ; purée de pomme de terre cuite ; tranche, pulpe ou peau interne de banane, chair de carotte râpée, tranches de concombre ou chair de concombre mixée.

Autres solutions naturelles

- **Argile blanche** : appliquez délicatement en cataplasme de l'argile en pâte, humectée de préférence avec un hydrolat ou une infusion de plante adoucissante.
- **Crème d'algue** : voir p. 77.
- **Eaux florales** : vaporisez ou appliquez en compresses de l'eau florale (hydrolat) de bleuet, de camomille, d'hamamélis, de lavande, de tilleul.
- **Miel, gelées** : appliquez délicatement du miel ou de la gelée de cassis, de coing, de groseille, de pomme…
- **Vinaigre** : appliquez en compresses ou vaporisez du vinaigre doux (cidre, riz) ou du vinaigre à la lavande…

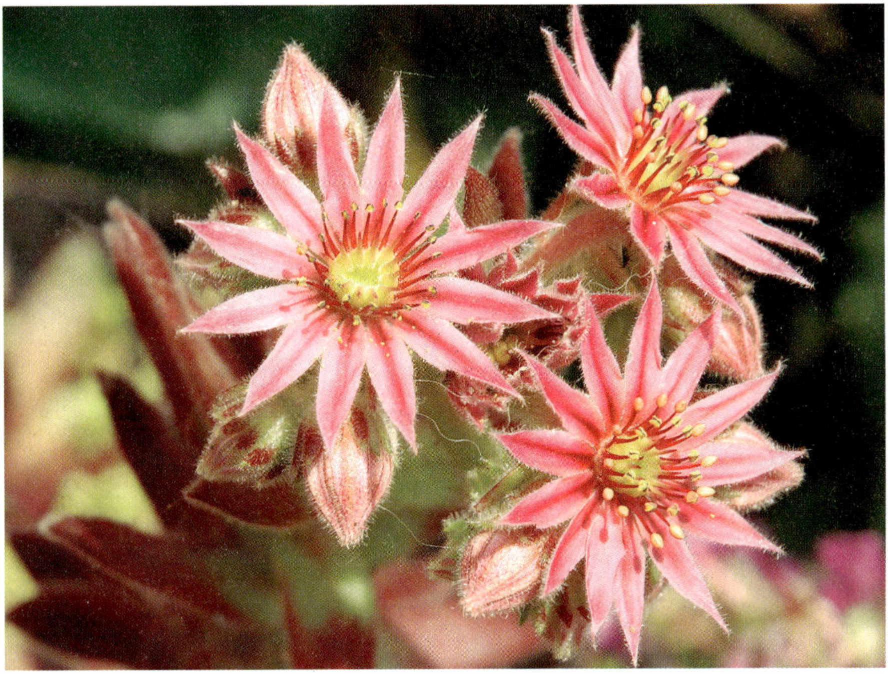

Les feuilles de joubarde contiennent un suc calmant qui apaise brûlures et irritations.

- **Yaourt** : appliquez du yaourt nature, sortant du réfrigérateur, sur les brûlures. Laissez poser une dizaine de minutes. Éliminez délicatement à l'aide d'une serviette puis rincez à l'eau claire. Vous pouvez ajouter 2-3 gouttes d'huile essentielle de lavande fine ou de camomille romaine pour une cuiller à soupe de yaourt.

Urgence brûlure/coup de soleil : le pense-bête

En cas de brûlure légère, une intervention rapide avec « ce que l'on a sous la main » peut réduire la gravité des lésions et calmer la douleur. Voici, en vrac, quelques remèdes express courants : eau fraîche, glaçon, fruit frais juteux, tranches de pomme de terre, huile d'olive, vinaigre, miel, gelée de groseille, yaourt bien frais, tranches de feuille d'aloès, feuilles de plantain, de chou, algues fraîches malaxées…

Ça vous gratouille ou ça vous chatouille ?

Très répandu, bien que non contagieux, l'eczéma chronique, sans cause déterminée (atopique), est souvent héréditaire et associé à des facteurs psychologiques. L'urticaire chronique ou récidivante est fréquemment due à des allergies alimentaires. Ces maladies nécessitent un traitement de fond, que nous n'aborderons pas ici, mais peuvent être soulagées temporairement par les soins locaux proposés dans ce chapitre et qui concernent les réactions aux plantes (eczéma et urticaire de contact). Pour en savoir plus sur les plantes susceptibles de provoquer de telles réactions, voir encadré p. 129.

Car il faut bien se rendre à l'évidence, même si les insectes sont souvent fautifs (voir p. 145), les plantes aussi peuvent se montrer taquines et provoquer des démangeaisons, des boutons, des rougeurs qui nous empoisonnent la vie.

Ne pas confondre !

DERMITE (ou dermatite) de contact : autre nom de l'eczéma allergique.

ECZÉMA : affection cutanée se caractérisant par des plaques rouges, irritées, qui démangent, et qui peuvent s'accompagner de croûtes, de squames de peau sèche et de vésicules (cloques). Le terme eczéma désigne en fait plusieurs entités cliniques dont les symptômes sont identiques

- l'eczéma atopique (sans cause identifiée) ;
- l'eczéma par allergie alimentaire ;
- l'eczéma de contact ou dermite de contact.

Contrairement aux deux premiers, qui ont tendance à évoluer de manière chronique, l'eczéma de contact est souvent un phénomène passager, lié au contact avec un allergène donné.

PHOTOSENSIBILISATION : réaction exacerbée au soleil, provoquée par une plante ou un produit photosensibilisant. Elle se traduit par des rougeurs, des signes de brûlure, des taches colorées.

PRURIT : démangeaison.

RÉACTION PHOTOALLERGIQUE : allergie cutanée révélée ou aggravée par le soleil.

RÉACTION PHOTOTOXIQUE : réaction provoquée par une plante photosensibilisante.

URTICAIRE : affection cutanée se caractérisant par des papules (boutons surélevés) à centre clair, ressemblant à des piqûres d'ortie, et accompagnées de démangeaison sévère voire d'une sensation de brûlure. L'urticaire est provoquée par une réaction allergique ou par le contact avec une plante urticante et disparaît spontanément, parfois en moins d'une heure.

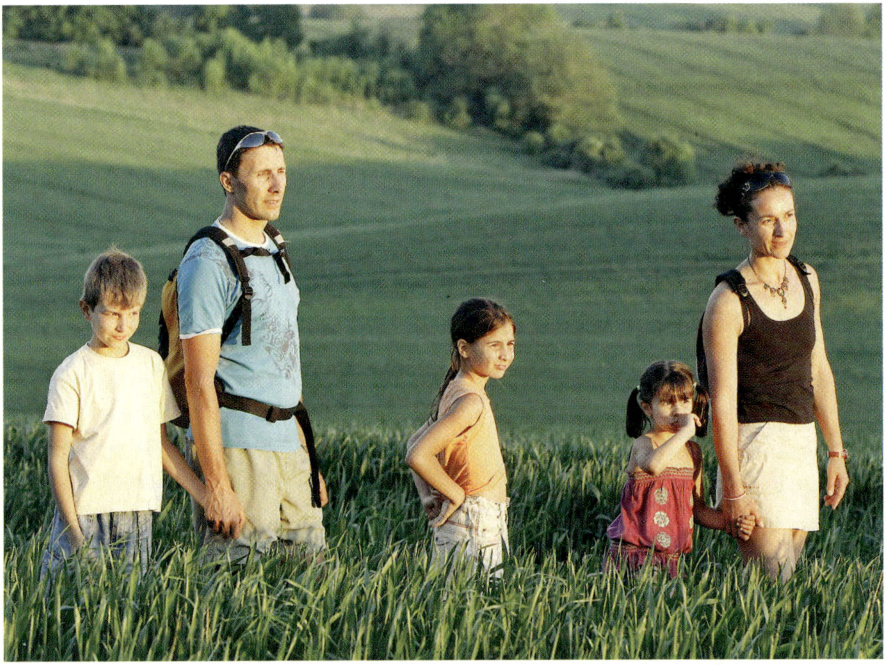

L'été, marcher dans les hautes herbes peut entraîner des réactions sévères.

Eczéma allergique (dermite de contact)

L'eczéma allergique, également dit « dermite de contact », est une réaction localisée provoquée par des substances allergisantes (parfums, produits d'entretien, produits phytosanitaires…). Comme elle peut incriminer également un certain nombre de plantes, il n'est pas rare de l'observer après une sortie en campagne, des travaux agricoles ou des activités de jardinage.

Les réactions aux plantes sont parfois aggravées par l'exposition solaire : c'est le phénomène de photosensibilisation. Certaines plantes provoquent une réaction allergique amplifiée par le soleil (photoallergie) tandis que d'autres peuvent provoquer de telles réactions en l'absence d'allergie sous-jacente (phototoxicité).

La « dermite des prés », par exemple, est provoquée par la combinaison de trois facteurs : contact avec des plantes photosensibilisantes (voir encadré p. 129), peau humide (transpiration, herbe humide, baignade), exposition solaire. Cette affection courante en été se traduit par des plaques rouges sur les jambes ou les bras, qui peuvent évoluer vers des vésicules (cloques) et laisser des taches colorées persistantes.

En pratique, il est très difficile de distinguer les différents types de réactions aux plantes et il peut y avoir combinaison de plusieurs facteurs. On l'a vu avec le phénomène de photoallergie. On peut aussi être allergique à une plante naturellement urticante ou irritante, ce qui aggrave la réaction. Par conséquent, la classification des plantes (voir encadré page suivante) selon leur mode d'action est délicate pour certaines espèces qui peuvent être impliquées dans divers types de réactions, comme les renoncules, les clématites, la rue des chèvres, la berce commune et la berce du Caucase…
Certains individus y sont plus sensibles que d'autres, en particulier les enfants, les personnes à peau claire et/ou fine, les sujets à terrain allergique. Dans l'idéal, il faudrait porter des gants lorsqu'on est amené à entrer en contact avec de nombreuses espèces végétales, incluant des plantes sauvages, notamment lors du désherbage ou du débroussaillage (ce qui évitera également les échardes et petites écorchures).

Pensez à toujours bien vous laver les mains à l'eau savonneuse après ces travaux ou dès que vous observez des signes d'irritation. Évitez également de les porter à la bouche ou de vous frotter les yeux.

Huiles de soins, huiles aromatiques

Huiles riches

Les huiles riches sont particulièrement recommandées en cas d'eczéma, car en plus de calmer l'irritation et d'adoucir la peau desséchée, elles renforcent sa structure et améliorent sa capacité de cicatrisation. La plus recommandée est l'huile de bourrache, mais on peut aussi conseiller amande douce, argan, onagre, rosier muscat.

On peut les enrichir en y ajoutant 5 à 10 % d'extrait au CO_2 supercritique de calendula, un actif naturel très concentré qui va renforcer l'effet calmant et cicatrisant (voir carnet d'adresses, p. 189).

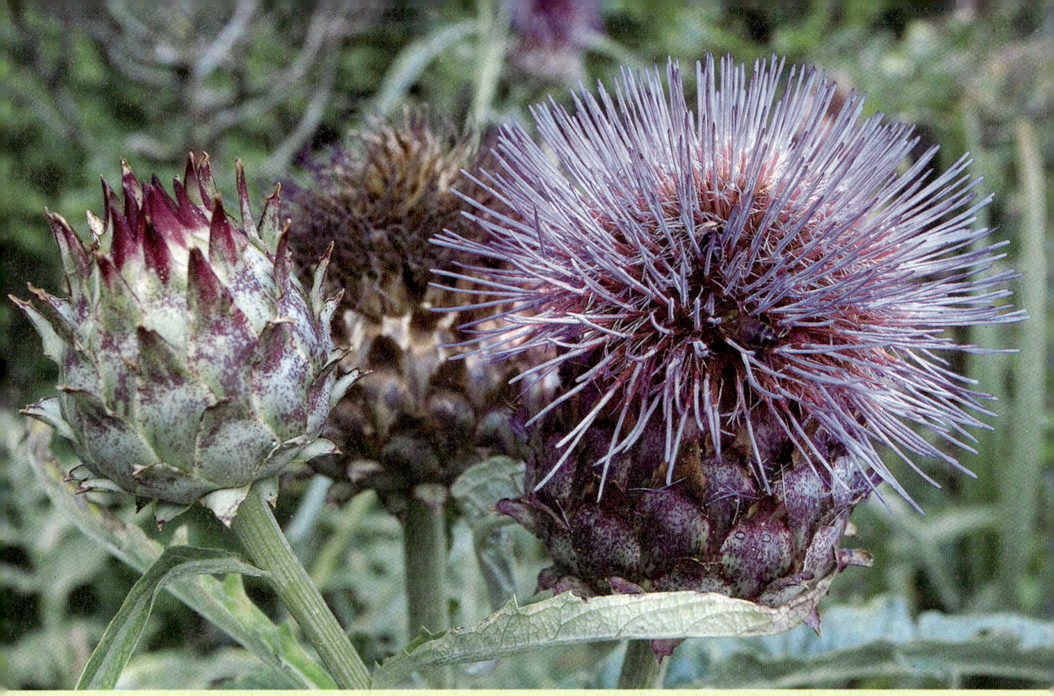

Fleur d'artichaut.

Des plantes qui piquent et qui grattent !

Il ne faut pas confondre les plantes allergisantes, qui ne provoquent une dermite de contact que chez les personnes sensibilisées (allergiques), avec les plantes urticantes, irritantes ou photosensibilisantes, qui peuvent provoquer une réaction chez n'importe quelle personne. Attention : les unes comme les autres peuvent être présentes dans le jardin ou aux abords de votre domicile !

Plantes communes les plus susceptibles de provoquer une réaction allergique

- Astéracées : artichaut, anthémis, armoise, chrysanthèmes, dahlia, marguerite, pyrèthre, reine-marguerite, pissenlits, souci…
- Liliacées : ail, tulipes (bulbes).
- Autres : géraniums des balcons (pélargonium), ginkgo (fruit), laurier noble, lichens (mousse du chêne), lierre grimpant (allergie rare), magnolias, pin (bois), primevère, rue des chèvres, sapin (bois).

Les substances incriminées sont principalement des lactones et des quinones.

Plantes communes les plus susceptibles de provoquer une réaction photoallergique

- Aigremoine, bouton-d'or, chénopode, liseron des champs, moutarde, millepertuis.

Plantes communes photosensibilisantes

- Apiacées : angélique, berce commune ou patte d'ours, céleri, grande berce (berce du Caucase), panais.
- Rutacées : tous les agrumes (citronnier, oranger…).
- Moracées : figuier, mûrier (ne pas confondre avec la ronce).

Les substances incriminées sont principalement les coumarines (furocoumarines) et les psoralènes.

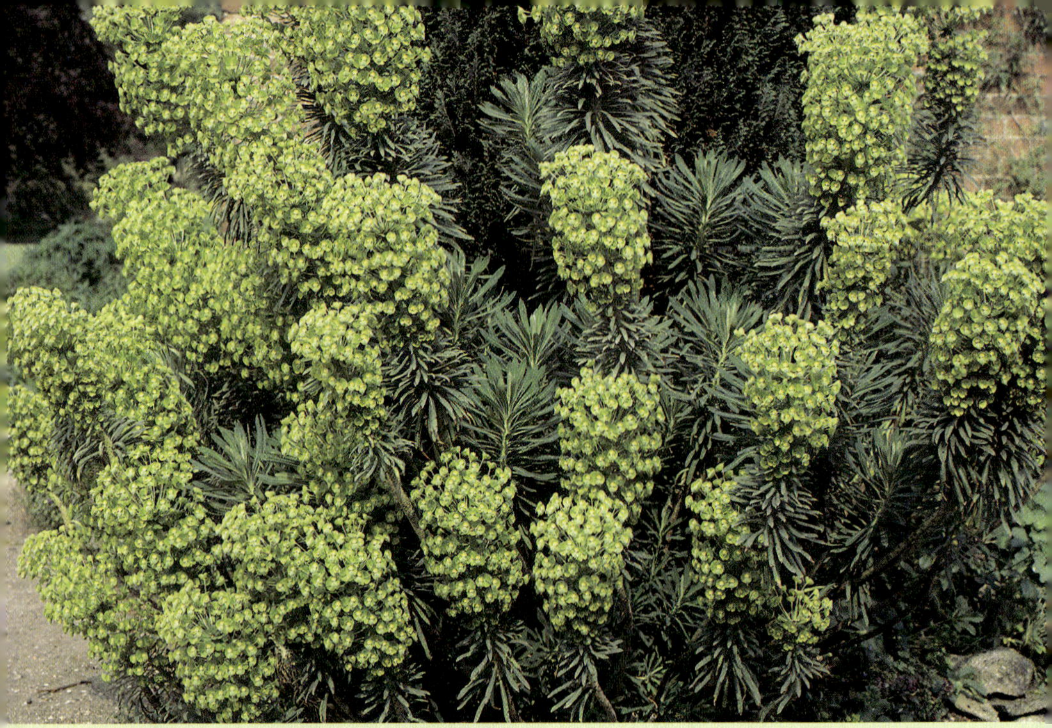

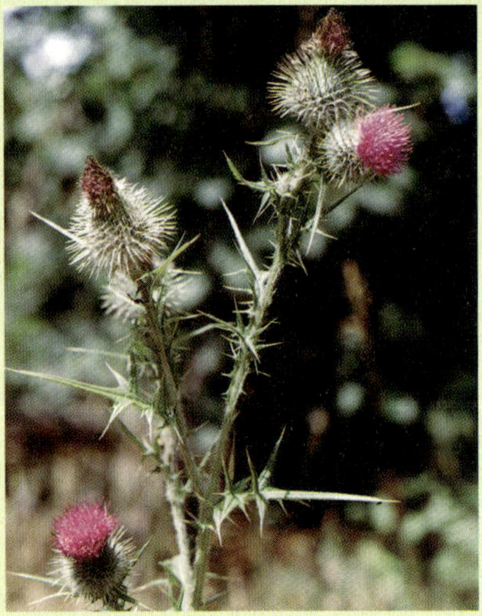

Le lait qui s'écoule de la tige de l'euphorbe (photo du haut) quand on la coupe est très urticant. Quant au chardon (photo du bas), ses épines sont assez dissuasives.

Plantes communes urticantes ou irritantes

- Urticacées : orties.
- Aracées : tous les arums, callas, dieffenbachias.
- Euphorbiacées : toutes les euphorbes.
- Renonculacées : actée en épi, anémone pulsatille, anémone Sylvie, bouton-d'or, clématites, populage, renoncule des champs, trolle.
- Liliacées et apparentées (bulbes) : jacinthes, jonquilles, lis des Incas (alstroemeria), narcisses, tulipes.
- Autres : bois-gentil, daphnés, ginkgo (fruits), philodendrons, sédum acre, sumac vénéneux*, tamier ou « herbe aux femmes battues », tulipes (bulbes).

Les substances incriminées sont souvent présentes dans le latex : attention notamment au contact avec le suc de ces plantes.

* Commun au Québec, dans les sous-bois, on ne le trouve pas en France. Il est connu aussi sous les noms de poison ivy, lierre toxique, herbe à puce, bois-de-chien…

Macérats huileux

Les macérats huileux de camomille, de carotte, de lavande, de millepertuis et de souci, très adoucissants, calment les irritations et les démangeaisons associées à l'eczéma.

Mise en garde

Par mesure de précaution, évitez de vous exposer au soleil dans les 24 heures qui suivent l'application de macérat de carotte ou de millepertuis.

Liniment oléocalcaire

Le liniment oléocalaire adoucit la peau et contribue à soulager l'irritation.

Huile contre les eczémas secs[1]

50 ml d'huile d'amande douce ou, mieux, de calophylle inophyle, 33 gouttes de chacune des 3 huiles essentielles suivantes : bois de rose, géranium rosat, lavande aspic.

Huile contre les eczémas suintants[1]

50 ml d'huile d'amande douce, 25 gouttes de chacune des 4 huiles essentielles suivantes : ciste ladanifère, palmarosa, romarin à verbénone, tea-tree.

Phytothérapie

En externe

Appliquez des compresses imbibées d'infusion forte de plantes calmantes, adoucissantes (camomille, échinacée pourpre, géranium robert, guimauve, hamamélis, mauve, rose trémière, souci).

En interne

Les personnes sujettes aux eczémas sont généralement soulagées par une cure dépurative à visée cutanée, notamment à base de tisanes de bardane, chiendent, fumeterre, pensée sauvage, pissenlit, plantain, salsepareille, violette odorante (seules ou en mélange).

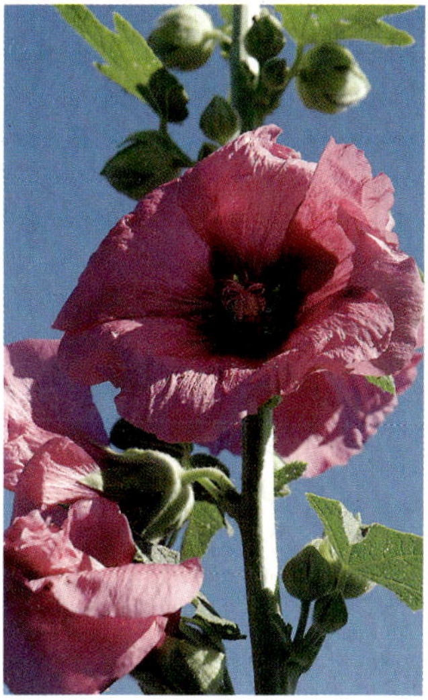

Contre les eczémas, la douce rose trémière

1. D'après une formule du docteur Guy Avril.

Autres remèdes naturels

- **Crème d'algue :** douée de propriétés anti-inflammatoires, la crème d'algue soulage la plupart des irritations cutanées.
- **Gel d'aloès :** le gel d'aloès est hydratant, anti-inflammatoire et calme les démangeaisons. Appliquez-le tel quel sur les lésions d'eczéma, ou mélangé pour moitié à de l'huile d'amande douce. Par précaution, pratiquez un test de tolérance cutanée (voir p. 51), car il peut provoquer des rougeurs chez certaines personnes.
- **Argile :** choisissez de l'argile verte ou blanche, plus douce encore. Préparez une pâte d'argile en humectant 2 à 4 cuillers à soupe de poudre avec de l'eau de source ou, mieux, un hydrolat apaisant (camomille, hamamélis, lavande). Ajoutez 1 à 2 cuillers à café d'huile d'amande douce ou de bourrache.
- **Avoine :** appliquez des compresses de lait d'avoine ou de crème (farine) d'avoine humectée avec de l'eau pour faire une pâte. Si vous avez la peau sensible, réactive, sujette aux inflammations et aux eczémas, ajoutez de l'avoine à vos bains (2 poignées de flocons d'avoine dans un sachet).
- **Vinaigre :** des compresses de vinaigre doux (vinaigre de cidre, de riz) peuvent calmer les démangeaisons.

Urticaire aiguë

L'urticaire aiguë due au contact avec des plantes guérit spontanément, en quelques minutes ou quelques heures, mais la démangeaison peut être très désagréable, voire insupportable et, si on ne la soulage pas, le grattage peut entraîner des complications.

Eczéma ou urticaire ?
Leur point commun : ils démangent ! Mais si l'eczéma se caractérise surtout par des plaques rouges sans relief, souvent accompagnées de croûtes ou de petites cloques, l'urticaire se traduit par des petits boutons en relief ressemblant à des piqûres d'ortie, d'où son nom.

Huile calmante contre l'urticaire[1]

50 ml de macérat de souci (à défaut, d'huile d'amande douce), 40 gouttes d'huile essentielle de camomille romaine, 30 gouttes d'huile essentielle

1. D'après une formule du docteur Guy Avril.

de géranium rosat, 15 gouttes d'huile essentielle de palmarosa et 15 gouttes d'huile essentielle de lavande fine.
Diluez les huiles essentielles dans le macérat de souci et agitez bien. Appliquer localement, jusqu'à 3 fois par jour, tant que les symptômes persistent.

Huile calmante contre l'urticaire (variante)
50 ml de macérat de souci, 50 gouttes d'huile essentielle de camomille, 25 gouttes d'huile essentielle de menthe poivrée et 25 gouttes d'huile essentielle d'estragon. Procédez comme ci-dessus.

Autres remèdes naturels

Le but de ces divers remèdes est avant tout de calmer les démangeaisons.

- **Plantes** : appliquez des compresses d'infusion de camomille, de consoude, de fumeterre, de menthe ou des feuilles fraîches de plantain (voir encadré).
- **Gel d'aloès** : enduire la zone concernée de gel frais ou du commerce.
- **Solutions alcooliques** : appliquez quelques gouttes ou une compresse d'alcool de menthe, d'alcool camphré ou d'eau de mélisse.
- **Vinaigre** : procédez comme ci-dessus avec un vinaigre doux.

La feuille de plantain, remède express contre les piqûres d'ortie

L'ortie est une plante médicinale majeure, ce qui n'empêche pas sa piqûre d'être cuisante, voire douloureuse. Heureusement, la nature a pensé à placer le remède près de la source du mal, sous la forme de plantain lancéolé qui pousse souvent dans les mêmes endroits. Il suffit en effet de malaxer quelques feuilles de plantain et de frotter la zone irritée avec l'emplâtre obtenu. Les feuilles de plantain sont également très efficaces contre les piqûres d'insectes : la douleur et la démangeaison disparaissent presque instantanément.

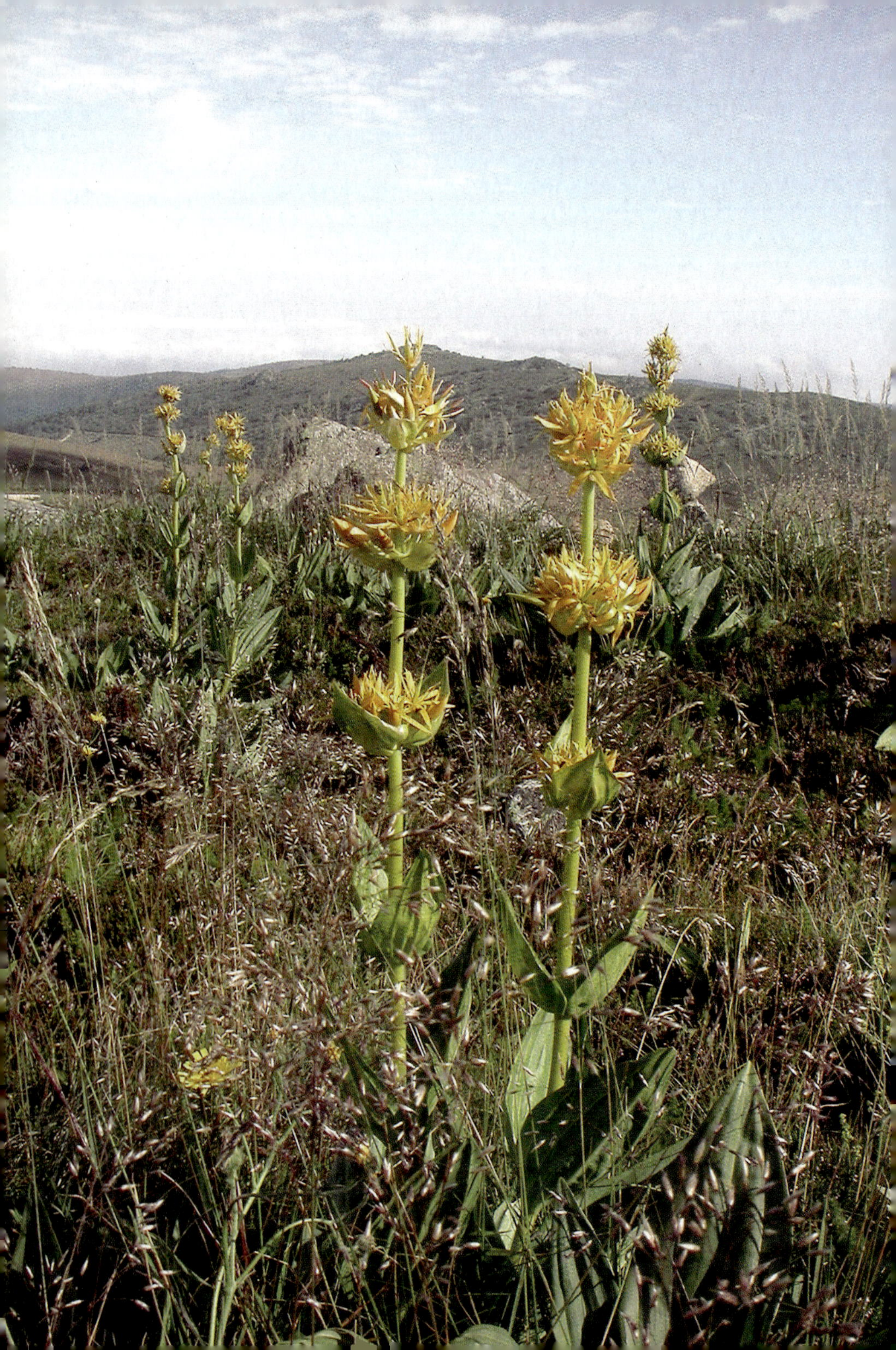

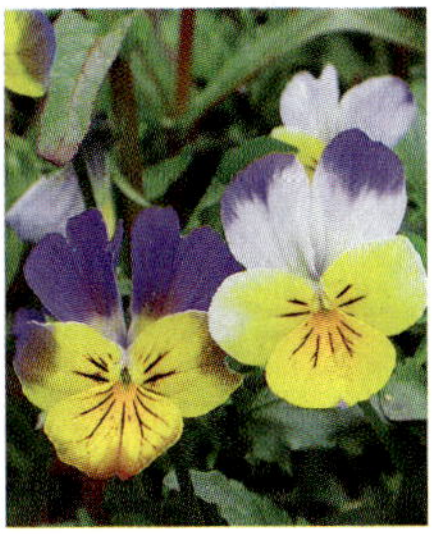

La ronde des saisons

Au printemps, la nature s'éveille et, avec elle, tous nos espoirs. Puis vient l'été, le soleil, les longues journées dans le jardin en fleurs, un vrai rêve éveillé. Mais ce rêve a un prix : coups de soleil, coups de chaleur, insectes inopportuns… L'automne arrive ensuite, qui remplit les greniers avant que l'hiver ne mette la nature en dormance. Vent, pluie et frimas se plaisent à taquiner le jardinier et le promeneur, qui n'ont pas le loisir d'hiberner. C'est ainsi chaque année, avec les saisons viennent toutes sortes de plaisirs, mais aussi de petits tracas…

Printemps

Cure dépurative de printemps

Au printemps, saison de la renaissance au jardin, nous sortons de la torpeur hivernale et notre corps quelque peu engourdi a parfois du mal à reprendre le rythme des sorties en plein air et des activités physiques. C'est le moment d'une cure dépurative, qui va nous aider à éliminer les toxines engrangées pendant la saison froide, où l'on a tendance à cumuler manque d'exercice et excès alimentaires. Bref, à « s'encrasser »…

Phytothérapie

Profitez avant tout des jeunes pousses et des plantes de saison : bouleau blanc, cassis (jeunes feuilles), fumeterre, pensée sauvage, ortie, pissenlit, plantain, puis à partir de mai prêle et queues de cerise. Vous pouvez leur associer des plantes séchées, récoltées l'année précédente (été, automne) :

CI-CONTRE En toutes saisons, les activités de plein air sont recommandées, et la nature fournit en prime de quoi remédier à bon nombre de petits maux qui pourraient en résulter !

achillée, artichaut, bardane (racine), bouleau (écorce), bruyère, haricot (cosse), prêle, salsepareille, verge d'or. Si vous préparez un mélange dépuratif, n'oubliez pas de l'étiqueter.
Consommez ces plantes en tisane, 2 fois par jour, pendant 2-3 semaines.

Diététique

Au printemps, l'offre de fruits et légumes frais est des plus variées et il ne faut surtout pas s'en priver. Outre leurs apports en vitamines, minéraux et antioxydants, certains peuvent contribuer à « nettoyer » votre organisme.
Consommez des cerises, aux propriétés diurétiques, si possible quotidiennement pendant la saison (mais il est bien court, le temps des cerises…).
Mangez des asperges, qui sont parmi les légumes les plus diurétiques. Attention toutefois, leur consommation régulière est contre-indiquée en cas de troubles rénaux.
Prenez régulièrement des bouillons de légumes, en particulier de cresson, de poireaux. N'oubliez pas d'ajouter du persil dès que vous en avez au jardin.
Les plus courageux pourront tenter une diète liquide : eau, tisanes, bouillon de légumes et rien d'autre, mais pour une journée seulement pour ne pas fatiguer l'organisme…

La nature, source d'énergie

Le printemps est la saison privilégiée pour profiter des bienfaits vivifiants de la nature. L'air y est frais, humide, la rosée abondante. Cette source d'énergie vitale contribue à recharger nos propres batteries… Et se laisser gagner par la poésie ne fait de mal à personne !
Guy Avril recommande le contact quotidien avec la terre. Il s'agit d'ailleurs d'une des principales recommandations de l'ayurvéda, une hygiène de vie ancestrale pratiquée en Inde. D'autres préconisent le « bain d'air » : marchez simplement dans votre jardin, avec des vêtements amples pour que l'air circule sur la peau, respirez à pleins poumons… Et c'est encore mieux si cela se passe à l'aube, pour profiter de la rosée et de l'atmosphère chargée des effluves des plantes. L'abbé Kneipp, père de la phyto-balnéothérapie (bains aux plantes), ne conseillait-il pas de marcher chaque matin, pieds nus, dans l'herbe couverte de rosée ?

Revoilà le rhume des foins !

Tout ne serait que gaieté et émerveillement au printemps, s'il n'y avait ces satanées allergies ! À distinguer du rhume viral, compagnon de nos hivers, le rhume des foins est une allergie saisonnière, provoquée par les pollens, qui toucherait environ 25 % de la population française. Il se traduit par un écoulement nasal, des éternuements, de l'asthme ou des signes oculaires (larmoiement, conjonctivite). Les principales plantes incriminées sont les Poacées (Graminées), l'ambroisie, de nombreux arbres (châtaignier, chêne, peuplier, bouleau, saule, tilleul, olivier...) et certaines vivaces (plantain, armoise, ortie). Il survient plus fréquemment au printemps, où un pic de « pollution verte » est observé (forte concentration de grains de pollen dans l'air), mais peut se prolonger jusqu'à l'automne, notamment à cause de certaines plantes à pollinisation tardive (armoise, ambroisie et certaines Graminées).

Phytothérapie

Certaines tisanes peuvent soulager l'inflammation de la muqueuse respiratoire : guimauve, hysope, marrube blanc, plantain. Une cure d'infusion d'échinacée pourpre avant la saison des allergies peut contribuer à équilibrer et à renforcer le système immunitaire.

Inhalations

Inhalation à la vapeur

Lorsque le nez est pris, pratiquez 1 à 2 fois par jour des inhalations d'huiles essentielles décongestionnantes. Versez hors du feu, sur un bol d'eau bouillante, 4 gouttes d'une des huiles essentielles suivantes : eucalyptus radié, lavande aspic, lavande vraie, pin sylvestre. Pour les précautions d'emploi : voir encadré p. 30.

> **Mise en garde**
> Les inhalations sont contre-indiquées si vous êtes asthmatique.

Inhalation à sec

Préparez un mélange d'huiles essentielles de lavande fine, de pin sylvestre et de ravensare aromatique (par exemple, 20 gouttes de chaque, dans un petit flacon compte-gouttes). Appliquez quelques gouttes de ce mélange sur un linge ou un carré de gaze et respirez ses effluves lorsque votre muqueuse nasale est congestionnée.

Diététique

Les terrains allergiques bénéficient d'une complémentation alimentaire en zinc, cuivre, magnésium, vitamine E, vitamine C et en huiles riches en acides gras essentiels (bourrache, onagre, poissons des mers froides…).

Aromathérapie (voie orale)

En période de risque, à la saison des pollens, Guy Avril conseille de prendre matin et soir 2 gouttes d'huile essentielle d'estragon, diluées dans une cuiller à café de miel.

Calendrier des pollens

MOIS	Arbres	Autres plantes	MOIS	Arbres	Autres plantes
Janvier	Noisetier.	Pariétaire.	Juin	Olivier, pin, tilleul, troène.	Graminées, pariétaire, plantain, prêle, orties.
Février	Aulne, noisetier, peuplier.	Pariétaire.	Juillet	Tilleul.	Armoise, chénopodes, graminées, pariétaire, plantain, prêle, orties.
Mars	Aulne, noisetier, peuplier, pin.	Pariétaire.	Août		Ambroisie, armoise, chénopodes, graminées, pariétaire, plantain, prêle, orties.
Avril	Aulne, bouleau, charme, châtaignier, chêne, cyprès, frêne, hêtre, peuplier, pin, platane, saule.	Graminées, pariétaire, plantain.	Septembre		Ambroisie, armoise, chénopodes, pariétaire, plantain, prêle.
Mai	Bouleau, charme, châtaignier, chêne, cyprès, hêtre, olivier, pin, platane, saule.	Graminées, pariétaire, plantain, prêle, orties.	Octobre		Armoise.

Été

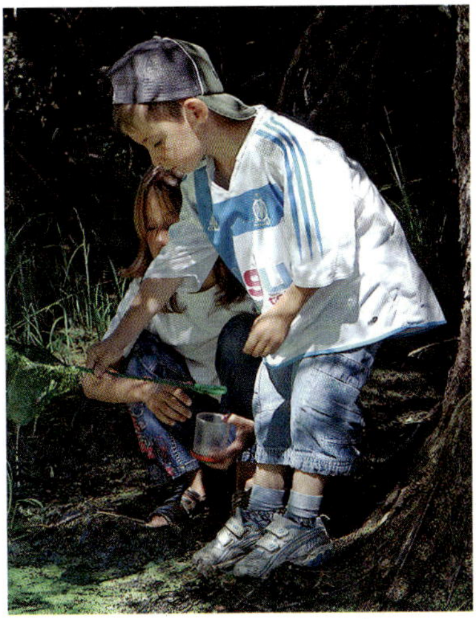

Vêtements couvrants, ombre des arbres et hydratation : les bons gestes pour protéger nos enfants.

L'été, c'est la saison des vacances, des longues journées, du soleil : « C'est que du bonheur ! » Hélas, le soleil n'est pas toujours inoffensif et les petites bébêtes ne sont pas toujours amicales.

L'été 2003 a marqué nos souvenirs et nous a fait prendre conscience des dangers de la canicule, notamment ceux liés à la déshydratation. Pensez à boire suffisamment et soyez attentifs aux personnes fragiles de votre entourage (seniors, nourrissons et jeunes enfants, malades…). Consultez un médecin en cas de sensation de malaise, de vertiges, de maux de tête violents, de fièvre. Par ailleurs, toute exposition solaire sans protection est déconseillée. D'une part, elle provoque des coups de soleil douloureux (le soleil peut entraîner des brûlures au 3e degré). D'autre part, elle accélère le vieillissement cutané et oculaire et constitue un facteur de risque majeur de cancer de la peau.

Ne pas confondre !

COUP DE CHALEUR : le coup de chaleur survient soit en dehors de tout effort, lors de canicule, soit à la suite d'un effort physique intense et prolongé (par exemple en randonnée ou à vélo, lorsqu'on monte une côte longue et pentue). Il se traduit par de la fièvre, une peau rouge et chaude, une sensation de malaise, des maux de tête, de la tachycardie (accélération du cœur). Des complications sévères peuvent survenir chez les personnes fragiles (sujets âgés ou souffrant de maladies cardio-vasculaires…).

COUP DE SOLEIL : brûlure de la peau provoquée par l'exposition prolongée et sans protection au soleil.

DÉSHYDRATATION : diminution plus ou moins sévère des réserves en eau de l'organisme. Les nourrissons, jeunes enfants et sujets âgés y sont particulièrement sensibles.

ÉRYTHÈME : rougeur de la peau qui précède le coup de soleil.

INSOLATION : terme désignant le coup de soleil, parfois accompagné de coup de chaleur.

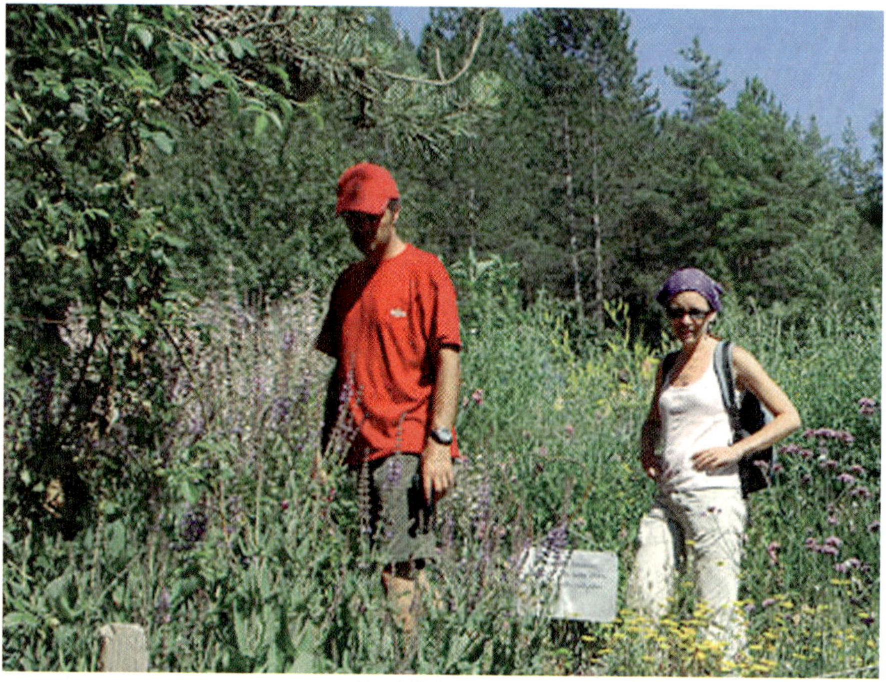

En balade, attention au coup de chaleur : protégez-vous !

Portez le plus souvent possible un chapeau, des vêtements couvrants, des lunettes de soleil. Appliquez une crème de protection solaire à indice élevé sur les parties exposées (il en existe de très efficaces dans les gammes bio). Pensez surtout à protéger les enfants, afin qu'ils conservent leur « capital soleil ». Ce capital caractérise la résistance de la peau au rayonnement solaire. Il diminue à chaque exposition et il dépend du type de peau (faible pour les peaux claires, maximal pour les peaux noires).

Bon sang, qu'il fait chaud !

Déshydratation cutanée

L'air sec augmente les pertes en eau au niveau de l'épiderme, rendant la peau plus sèche, plus inconfortable, mais aussi plus fragile et réactive. De petits boutons, dits « de chaleur », peuvent apparaître. Or, il suffit de quelques soins tout simples pour protéger votre peau et prévenir ces inconvénients :

- Buvez suffisamment : 1,5 à 2 litres d'eau par jour en période de chaleur ;

- Appliquez quotidiennement une crème hydratante, de préférence de marque bio ;
- Appliquez une huile végétale ou une crème grasse (type cold-cream) lorsque vous devez affronter le grand air, en bord de mer notamment, même si vous ne vous exposez pas au soleil. L'été, préférez les huiles de jojoba, d'olive, de rosier muscat et de sésame, qui offrent une légère protection solaire (mais attention, elles ne remplacent pas les soins solaires spécifiques).

Coup de soleil, érythème solaire

Le coup de soleil n'est ni plus ni moins qu'une brûlure cutanée provoquée par les rayonnements ultraviolets. Par conséquent, il se soigne comme les brûlures superficielles, comme nous l'avons vu (p. 123). Nous vous proposons, ci-dessous, quelques soins plus spécifiquement destinés à apaiser l'érythème solaire et les coups de soleil légers.

Huiles végétales et macérats huileux apaisants

En cas de rougeur légère, de sensation d'échauffement, vous pouvez appliquer une huile calmante, choisie parmi les suivantes :

- **Huiles végétales** : la plupart des huiles végétales conviennent, mais on pourra conseiller plus spécialement abricot, amande douce, avocat, calophylle inophyle, coco et monoï, karité, olive, rosier muscat ;
- **Macérats huileux** : en plus du millepertuis, on pourra appliquer les macérats d'achillée millefeuille, d'aloès, de camomille, d'échinacée pourpre, de lavande, de souci.

Mise en garde

Par précaution, il est déconseillé d'appliquer l'huile de millepertuis avant l'exposition solaire.

Huile aromatique après-soleil

50 ml d'huile d'amande douce, 10 gouttes d'huile essentielle d'achillée millefeuille, de camomille romaine, de lavande fine ou de palmarosa.

Versez l'huile dans un flacon. Ajoutez l'huile essentielle de votre choix et agitez pour bien mélanger. Appliquez après l'exposition solaire, pour apaiser la peau.

Spray calmant après-soleil[1]

25 ml d'hydrolat (eau florale) de menthe, 25 ml d'hydrolat de rose, 100 ml d'hydrolat de lavande.

Versez les hydrolats dans un flacon vaporisateur. Mélangez en agitant. Vaporisez sur les zones irritées, 2 fois par jour. Lors d'une sortie en famille par une journée ensoleillée, emportez ce spray, qui pourra soulager les irritations légères dues au soleil. Et s'il vous en reste, cette lotion pourra être employée comme lotion tonique pour le visage ! Elle se conservera un bon mois à température ambiante.

Coup de chaleur

Applications d'eau

Pour tous ces gestes l'eau doit être fraîche, mais pas glaciale, pour éviter un choc thermique.

- **Mouchoir mouillé** : trempez un mouchoir dans de l'eau froide. Appliquez-le sur le front en le passant de temps en temps sur la nuque et le visage. Vous pouvez verser sur le mouchoir 1 ou 2 gouttes d'huile essentielle de lavande fine.
- **Bain de bras ou de pied** : trempez simplement les avant-bras ou les pieds quelques minutes dans une bassine ou un lavabo rempli d'eau fraîche. Cette opération toute simple est très rafraîchissante. En effet, les extrémités des membres étant très vascularisées, de tels bains refroidissent l'organisme par le biais de la circulation sanguine.
- **Ablutions** : devant le lavabo, aspergez-vous simplement le visage, le cou, les épaules, les bras, d'eau fraîche.
- **Douche** : ne prenez pas immédiatement une douche froide, mais laissez la température de votre corps baisser progressivement, soit en restant quelque temps dans une pièce tempérée, soit en commençant par une douche tiède.

Sprays rafraîchissants

Les hydrolats, vaporisés sur le visage, le décolleté, les épaules, hydratent les couches superficielles de la peau et procurent une sensation de fraîcheur, notamment les hydrolats de géranium, de lavande et de menthe. À défaut,

1. D'après une formule du docteur Guy Avril.

vous pouvez vaporiser simplement de l'eau fraîche, une infusion refroidie de plantes rafraîchissantes telles qu'eucalyptus, menthe, lavande, romarin, pin, sapin (conservation 24 heures au réfrigérateur) ou enfin un « hydrosol ». Celui-ci se prépare en ajoutant 4 gouttes d'huile essentielle rafraîchissante (eucalyptus radié, lavande, menthe) dans 200 ml d'eau de source. Laissez reposer une semaine, en agitant énergiquement chaque jour.

Boissons rafraîchissantes et hydratantes

Si vous avez très chaud, buvez sans attendre un grand verre de boisson fraîche mais surtout pas glacée. La présence de sucre et de sels minéraux augmente le pouvoir hydratant des boissons.

Au choix : eau fraîche, si possible eau minérale, éventuellement avec une petite dose de sirop rafraîchissant (anis, menthe, réglisse) ou quelques gouttes d'alcool de menthe ; infusion rafraîchie et légèrement sucrée d'hibiscus, de menthe, de romarin, de thé nature ou parfumé, de thé vert à la menthe, de thé rouge ou thé rooibos, de maté (très désaltérant) ; jus de fruit frais ; bouillon de légumes rafraîchi…

Transpiration excessive

Tisane de sauge officinale

En interne, l'infusion de sauge officinale est connue depuis toujours pour réguler la transpiration excessive. Prenez-en 1 à 2 tasses par jour, pendant les périodes chaudes. Évitez cependant les cures trop longues, notamment chez les femmes présentant des troubles hormonaux. Par précaution, évitez les cures à base de sauge pendant la grossesse.

Huile déodorante (d'après une formule du docteur Guy Avril)

50 ml d'huile sèche (colza, macadamia, olive, pépins de raisin, sésame ou tournesol), 10 gouttes de chacune des huiles essentielles suivantes : ciste ladanifère, géranium rosat, palmarosa, sauge sclarée.

Diluez les huiles essentielles dans l'huile végétale. Appliquer quelques gouttes du mélange sous les aisselles ou sur les pieds, en faisant bien pénétrer.

Pierre d'alun

La pierre d'alun est à la fois antiseptique et astringente, ce qui lui confère des vertus déodorantes. On peut l'appliquer légèrement humidifiée sous les aisselles. Vérifiez toujours qu'il s'agit de pierre d'alun naturelle (potassium alun), car il existe une pierre d'alun de synthèse dont l'origine est écologiquement incorrecte (ammonium alun).

Mise en garde

La pierre d'alun a ses partisans et ses détracteurs. En l'absence de données concluantes, il est préférable de ne pas l'employer au quotidien sur de longues périodes et d'alterner son usage avec d'autres déodorants naturels.

Poudre déodorante pour les pieds[1]

100 g de talc 100 % naturel ou (mieux) d'argile blanche, 10 g de tanin officinal en poudre ou poudre de noix gallique (en pharmacie), 1 pincée d'acide salicylique (en pharmacie), 20 gouttes d'huile essentielle de lavande fine ou de cyprès toujours vert.
Versez le talc ou l'argile dans un bocal, ajoutez les autres poudres puis l'huile essentielle. Agitez énergiquement pour bien mélanger. Transvasez dans une boîte poudreuse et appliquez sur les pieds ou dans les chaussures.

Spray déodorant pour les pieds

100 ml d'eau distillée ou, mieux, d'eau florale d'hamamélis, 40 ml de vinaigre de cidre, 60 gouttes au total d'huiles essentielles rafraîchissantes, antiseptiques et déodorantes (citron zeste, géranium rosat, lavande fine, lavande aspic, lavandin super, menthe, cyprès toujours vert, palmarosa, petit grain bigaradier, pin sylvestre, sauge sclarée), seules ou en mélange.
Dans un flacon en verre teinté, versez le vinaigre et les huiles essentielles. Ajoutez l'eau distillée ou l'eau d'hamamélis. Fermez le flacon et agitez afin de bien mélanger. Laissez reposer une semaine, en secouant énergiquement 1 fois par jour. Filtrez ensuite le mélange à travers un filtre à café. Versez le produit dans un vaporisateur et agitez avant chaque emploi.

Astuces et autres solutions naturelles

- **Bicarbonate de soude** : appliquez une petite quantité de bicarbonate de soude sous les aisselles après les avoir bien nettoyées.
- **Huiles essentielles pures** : appliquez une goutte d'huile essentielle de lavande fine, de lavandin super ou de palmarosa pure sous chaque aisselle. On peut, si on préfère, les diluer dans une petite noisette de crème hydratante.

1. D'après une formule du docteur Guy Avril.

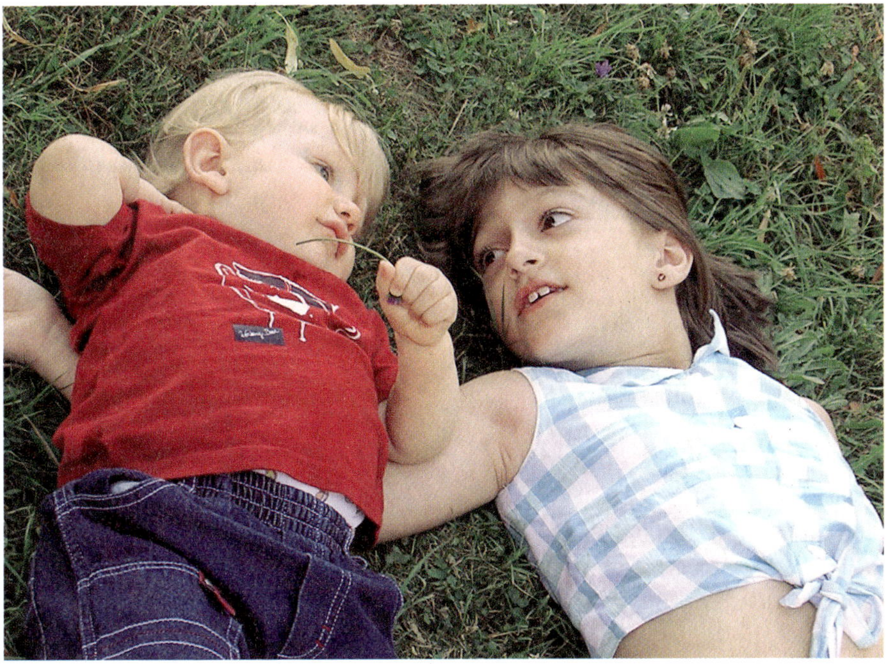

Petite sieste sur la pelouse ; les bestioles pourraient bien être de la partie.

- **Poudres de plantes** : saupoudrer les pieds ou les aisselles de poudre d'agaric, d'iris, de lycopode, de prêle ou de sauge (en herboristerie).

Gare aux bestioles !

Hormis le frelon, l'araignée veuve noire ou les abeilles, en cas de piqûres multiples, les animaux piqueurs de France ne provoquent jamais d'envenimations sévères, mais plutôt des réactions locales généralement bénignes. Toutefois, il faut être vigilant avec les tiques, qui peuvent transmettre des maladies infectieuses potentiellement sévères.
De même, si vous êtes amené à séjourner en outre-mer ou à l'étranger, il vous faudra faire preuve de la plus grande vigilance : certaines régions sont infestées par la malaria (paludisme), la maladie du sommeil, la maladie de Chagas et autres maladies transmises par les insectes.

Mise en garde

Toute piqûre d'insecte ou d'acarien peut, chez certains sujets sensibilisés, provoquer une réaction allergique, voire un choc anaphylactique. Il convient d'appeler d'urgence un service médical en présence de tout symptôme évoquant une réaction de ce type : gêne respiratoire, plaques rouges, malaise, œdème du visage, aggravation de la réaction locale…
Les personnes qui se savent allergiques aux piqûres d'insectes devraient avoir sur elles, lorsqu'elles sont exposées, une trousse d'urgence contenant une ampoule injectable d'adrénaline, un flacon inhalateur de bronchodilatateur, une ampoule injectable de corticoïdes. Ces médicaments ne sont délivrés que sur ordonnance médicale.

Moustiques, aoûtats, puces, taons, fourmis

Les piqûres de moustiques sont extrêmement fréquentes dans toutes nos régions, notamment lorsque le climat est doux et humide, et ce pas seulement en été ! En France, les piqûres de moustiques sont sans danger (sauf en cas d'allergie), car elles ne transmettent pas de maladies infectieuses ou parasitaires. Toutefois, elles sont responsables de démangeaisons parfois insupportables, qui peuvent entraîner une surinfection occasionnée par le grattage. Il en est de même des piqûres de puces et d'aoûtats.
Les piqûres de taons sont sans danger, mais elles sont très douloureuses et provoquent une réaction inflammatoire locale qui peut persister plusieurs jours, voire plus. Enfin, les piqûres de fourmis se limitent généralement à une réaction locale (papule) prurigineuse.

Les aoûtats, c'est quoi ?

Les aoûtats, ou trombidions, sont de minuscules acariens (en moyenne 0,25 mm), dont les larves, présentes dans l'herbe, se fixent sur les Vertébrés à sang chaud et notamment… nous ! Elles grimpent ensuite le long des membres, à la recherche d'un endroit humide et couvert (aine, aisselles, dessous des seins, creux du genou…). Elles piquent alors leur hôte afin de se nourrir de lymphe, occasionnant une papule extrêmement prurigineuse. La démangeaison peut persister plusieurs jours. Les traitements antiparasitaires (acaricides) sont assez peu efficaces et pas forcément utiles, car les larves quittent spontanément leur hôte lorsqu'elles sont rassasiées. Les traitements antiprurigineux, soulageant les démangeaisons, sont en revanche recommandés pour éviter les complications dues au grattage (huiles essentielles, alcool camphré, alcool de menthe…).

Application de chaleur

Le venin des moustiques et de nombreux insectes piqueurs est détruit par la chaleur. On peut le neutraliser en appliquant, le plus rapidement possible après la piqûre, une compresse imprégnée d'eau très chaude ou l'air chaud d'un sèche-cheveux, en prenant garde à ne pas occasionner de brûlure (proscrire le fer à repasser !).

Plantes, légumes du jardin

De nombreuses plantes contiennent des acides organiques ainsi que des substances anti-inflammatoires et antiprurigineuses, qui neutralisent le venin et soulagent les piqûres d'insectes. Regardez autour de vous, vous en trouverez forcément une à proximité :

- **Bulbes coupés en deux** : ail, ciboule, ciboulette, oignon, poireau ;
- **Feuilles fraîches écrasées ou malaxées** : bardane, basilic, cassis, cerfeuil, chou, houttuynia, lavande, persil, plantain (voir encadré p. 133), poireau, mélisse, menthe, ortie, oseille, romarin, sarriette, souci, sureau noir, thym ;
- **Fleurs** : camomille, échinacées ou souci ;
- **Pulpe d'aloès** : couper un morceau de feuille, l'éplucher et l'appliquer sur la piqûre.

Aromathérapie

- **Huiles essentielles pures** : certaines huiles essentielles, appliquées pures (1 goutte), calment efficacement les piqûres d'insectes : camomille, citronnelle de Java, géranium rosat, lavande aspic, lavande fine, niaouli, tea-tree. À la rigueur, les huiles essentielles de menthe poivrée ou de tanaisie annuelle peuvent être appliquées, très délicatement, à l'aide d'un coton-tige.
- **Alcoolat, huile ou baume contre les piqûres d'insectes** : 50 ml de base (alcool blanc à 40°, huile végétale au choix, baume de la p. 25), 100 gouttes d'huiles essentielles au total.

  Contre les piqûres qui démangent (fourmis, moustiques, aoûtats) : 50 gouttes d'huile essentielle de menthe poivrée, 50 gouttes d'huiles essentielles choisies dans la liste ci-dessus, seules ou en mélange.

  Contre les piqûres douloureuses et enflées (abeilles, guêpes, araignées, taons) : 50 gouttes d'huile essentielle de tanaisie annuelle, 50 gouttes d'huile essentielle de camomille romaine (à défaut, de lavande aspic).

- Tégarome® : cette composition du docteur Valnet a été formulée pour soulager les petites affections cutanées du quotidien, des piqûres d'insectes aux brûlures en passant par les blessures légères.

Autres solutions

- Glace (appliquer un glaçon lorsque la piqûre devient enflée et douloureuse).
- Eau de Cologne, alcool de menthe, alcool camphré (particulièrement efficace contre les aoûtats, car il tue les larves), teinture de lavande (p. 28).
- Jus de citron, tranche de citron, vinaigre.
- Cataplasmes d'argile.
- Gel d'aloès du commerce.

Abeilles, guêpes, frelons

Les hyménoptères (abeilles, guêpes et frelons) sont responsables de nombreuses piqûres chaque année. La piqûre provoque une douleur immédiate, puis le venin entraîne une réaction inflammatoire se traduisant par un œdème douloureux. Outre la réaction locale, les piqûres d'hyménoptères peuvent entraîner un choc neurotoxique dont la sévérité est proportionnelle à la charge de venin.
Il faut savoir qu'une piqûre de frelon équivaut environ à 30 piqûres de guêpes et 125 piqûres d'abeilles. C'est pourquoi il convient de joindre immédiatement un service médical d'urgence après toute piqûre de frelon ou en cas de piqûres multiples d'abeilles (essaim). De même, tout signe évoquant une réaction allergique (voir encadré p. 146) et toute piqûre à la bouche ou à la gorge doit conduire à consulter rapidement.
En cas de simple piqûre d'abeille ou de guêpe, le premier geste est de retirer le dard (abeille, plus rare avec les guêpes), à l'aide d'une pince à épiler, puis de désinfecter. L'application immédiate de chaleur peut inactiver le venin. À l'inverse, l'application de glace peut limiter le développement de l'œdème.

Pour calmer la douleur locale, on pourra appliquer :

- des bulbes frais, coupés en deux, d'ail, de ciboule ou d'oignon ;
- des feuilles froissées de basilic, d'ortie, d'oseille, de plantain, de sureau noir ;

- 1 à 2 gouttes d'huile essentielle de tanaisie annuelle diluées dans un peu d'huile ou de gel d'aloès.

Araignées, scorpions, scolopendres

La grande majorité des araignées présentes dans les jardins et les maisons sont inoffensives. Parmi les plus de 800 espèces recensées en France, seules 12 portent des pièces buccales aptes à pénétrer notre peau, mais généralement sans injection de venin. Les piqûres d'araignées sont donc peu fréquentes, mais elles peuvent entraîner une réaction inflammatoire locale douloureuse.

Mise en garde

Une seule espèce d'araignée peut provoquer des accidents plus graves : la malmignatte ou veuve noire, que l'on trouve surtout en Corse et, plus rarement, dans le Midi de la France et le long du littoral atlantique (voir encadré p. 150).

Les scorpions ayant des mœurs nocturnes, il est rare de les rencontrer lors des activités de plein air, mais on peut les déranger en soulevant des pierres, par exemple. Dans la moitié sud de la France, on trouve 4 Chactidés, inoffensifs, ainsi qu'un Buthidé, le scorpion jaune (*Buthus occitanus*). Bien qu'apparenté aux espèces les plus venimeuses du monde, celui-ci est très peu dangereux et aucune piqûre grave n'a été signalée depuis plus d'un siècle. Il est vrai que l'espèce est menacée d'extinction sur son territoire (pourtour méditerranéen, Gard et Vaucluse). Les piqûres des scorpions de France sont bénignes et ne se traduisent que par des symptômes locaux : douleur modérée, léger œdème et rougeur qui apparaissent dans les minutes suivant la piqûre. Toutefois, les signes étant plus sévères chez les enfants ou les personnes âges ou fragilisées, il est préférable de consulter un médecin en cas d'inquiétude.
En ce qui concerne les scolopendres, une seule espèce peut être dangereuse, *Scolopendra cingulata*, ou scolopendre méditerranéen, que l'on rencontre dans les régions les plus méridionales, notamment le Var. Ce mille-pattes, qui peut atteindre 10 cm de long, peut s'avérer agressif lorsqu'il se sent menacé. Sa morsure entraîne une réaction locale inflammatoire et œdémateuse très douloureuse, mais rarement des complications générales, sauf parfois de la fièvre. Le traitement est symptomatique (anti-inflammatoires).

Dans la plupart des cas, il suffit de désinfecter la piqûre d'araignée, de scorpion ou de scolopendre, puis d'appliquer des remèdes soulageant la douleur locale et l'inflammation. On pourra procéder comme pour les piqûres de guêpes. L'application de glace est recommandée, le plus tôt possible, pour limiter la douleur et le gonflement. Là encore, l'huile essentielle de tanaisie annuelle peut s'avérer efficace (1 à 2 gouttes dans un peu d'huile ou de gel d'aloès).

Si aucune amélioration locale n'est observée au bout de quelques heures, malgré les soins, ou si des signes d'infections apparaissent (formation de pus), il est préférable de consulter un médecin ou un pharmacien, car un traitement conventionnel à base de médicaments de synthèse pourra s'avérer nécessaire.

La veuve noire : la plus dangereuse des araignées de France

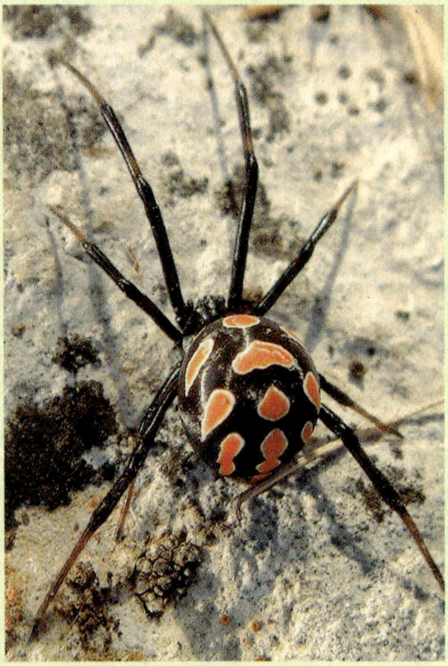

La malmignatte est une petite araignée noire à points rouges de 14 à 17 mm de long, qui tisse sa toile au niveau du sol, dans les herbes, entre les racines des arbres, contre le mur des maisons. Elle n'est pas agressive et les piqûres, très rares, surviennent à la suite d'un contact accidentel. La piqûre est indolore, mais elle entraîne un syndrome appelé latrodectisme (sensation de grand malaise, douleurs musculaires, troubles neurovégétatifs, douleurs abdominales), qui nécessite l'hospitalisation. La piqûre de malmignatte est potentiellement mortelle chez les jeunes enfants et les personnes âgées fragilisées, toutefois aucun décès n'a jamais été à déplorer en France.

Tiques

Les tiques, ou ixodes, sont des acariens parasites de 1 à 6 mm de long, voire plus selon leur stade de croissance. Bien connues des propriétaires de chiens, elles affectionnent les zones boisées et humides des régions tempérées.
On les trouve aujourd'hui réparties sur presque tout le territoire national. Elles infestent leur hôte non pas en tombant des arbres, mais plutôt des herbes basses, voire en grimpant le long des membres. La piqûre est généralement indolore, et si la tique est jeune (nymphe), elle peut passer inaperçue au début, n'étant visible que sous la forme d'un point noir pouvant évoquer une petite croûte. La tique se nourrit alors du sang de son hôte, ne se détachant qu'une fois repue.

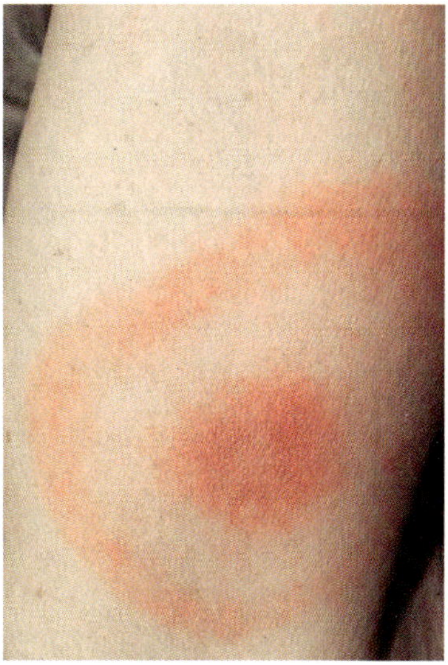

Érythème caractéristique de la maladie de Lyme transmise par une piqûre de tique

Le principal problème avec les tiques, c'est qu'elles peuvent véhiculer des maladies infectieuses. Chez les animaux domestiques, elles sont surtout connues comme vecteurs de la piroplasmose. Chez les humains, il s'agit principalement de la maladie de Lyme, des rickettsioses, mais également des encéphalites à tiques (en Alsace et en Lorraine).

Mise en garde

Si une plaque rouge apparaît autour du point d'insertion dans les jours voire dans les semaines qui suivent, consultez un médecin, car ce peut être le signe d'une maladie de Lyme. Surveillez également les symptômes généraux : syndrome grippal, fièvre, fatigue, troubles neurologiques, ganglions peuvent évoquer une maladie infectieuse transmise par la tique.

Le risque infectieux est généralement proportionnel à la charge microbienne inoculée par la tique, dans sa salive. Par conséquent, il faut retirer la tique le plus tôt possible et surtout sans blesser le parasite car, sinon, il peut libérer sa «salive», vecteur potentiel de bactéries.

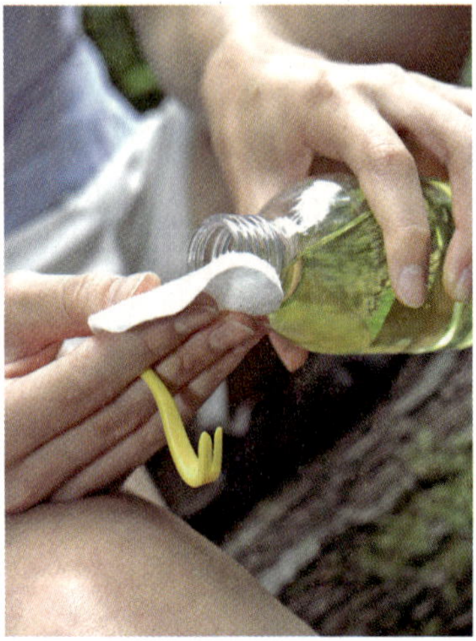

Tire-tique.

Retrait mécanique

- **Nymphes** : en principe les nymphes, grosses comme une tête d'épingle, s'enlèvent plus facilement que les adultes. À ce stade, vous pouvez employer une pince à épiler effilée, que vous placerez le plus près possible de l'insertion : tirez bien droit et veillez à bien retirer la tête.

Si le retrait n'est pas immédiat, si vous sentez la moindre résistance, n'insistez pas et procédez comme ci-dessous.

- **Adultes** : sur les adultes, l'usage de la pince à épiler est délicat, car on risque de laisser la tête en place. Si vous avez un chien ou si vous habitez une région très infestée, il est judicieux d'acquérir un instrument spécifique (« tire-tiques » ou pince à tiques), vendu en pharmacie ou dans les cliniques vétérinaires, et qu'on glisse sous la tique comme un petit pied-de-biche, puis que l'on tourne. Si vous n'en avez pas, vous pouvez vous rendre auprès d'un pharmacien (ou chez votre vétérinaire habituel qui acceptera peut-être de vous la retirer).

Méthode chimique

Certains produits sont employés pour anesthésier les tiques et faciliter leur retrait : éther, alcool, pétrole… Cette pratique doit être évitée car les substances chimiques entraînent chez la tique une réaction de défense qui se traduit par une régurgitation massive de salive (laquelle, rappelons-le, est le vecteur des microbes transmis par la tique).

Désinfection

Après le retrait total de la tique, désinfectez, soit avec une solution antiseptique, soit en appliquant une goutte d'huile essentielle antiseptique, comme lavande fine, lavande aspic, lavandin super, ravensare aromatique ou tea-tree.

Comment éloigner les insectes ?

Les substances répulsives (qui repoussent les insectes) sont assez fréquentes dans le règne végétal car elles font partie de l'arsenal de défense des plantes contre les indésirables…

Plantes

Certaines plantes, placées dans le jardin ou sur la terrasse, auraient la propriété d'éloigner les insectes (nous ne parlons pas ici des insectes nuisibles pour le jardin, mais des insectes gênants pour le jardinier et son entourage). Nous vous livrons ici quelques exemples réputés, sans toutefois garantir leur efficacité :

- l'aurone et l'absinthe éloigneraient les mouches ;
- les géraniums odorants, la citronnelle et les plants de tomate repousseraient les moustiques ;
- la citronnelle (en climat doux) répartie en touffes dans le jardin protégerait des aoûtats.

Huiles essentielles en diffusion

Parmi les huiles essentielles les plus réputées pour leurs propriétés répulsives, on trouve le cèdre de l'Atlas, la citronnelle de Java ou de Ceylan, l'eucalyptus citronné et le géranium rosat. On peut les diffuser, lors d'une halte, à l'aide d'un brûle-parfum à bougie (voir p. 31).

Mise en garde

Les huiles essentielles de citronnelle de Java et d'eucalyptus citronné sont plus irritantes que le cèdre de l'Atlas, le géranium rosat ou la citronnelle de Ceylan (*Cymbopogon nardus*), plus douces. Ne diffusez pas d'huiles essentielles en présence de bébés, jeunes enfants, femmes enceintes, sujets asthmatiques.

Onctions répulsives

Porter sur soi l'odeur des huiles essentielles répulsives peut vous abriter des attaques hostiles de certains insectes, et pas seulement des moustiques ! Appliquez ces préparations sur les parties du corps exposées aux attaques d'insectes. En particulier, si vous vous rendez dans un lieu connu pour être infesté d'aoûtats, enduisez-vous les jambes, jusqu'aux mollets.

- Huile aromatique répulsive : 50 ml d'huile sèche (sésame par exemple), 20 gouttes d'huiles essentielles répulsives (voir liste ci-dessus), seules ou en mélange.

- Huile de neem : cette huile précieuse d'origine indienne, au parfum prononcé, est réputée pour ses excellentes propriétés répulsives, mais également insecticides (active contre les poux). On l'applique sur la peau pure ou mélangée à 50 % avec une autre huile (sésame par exemple).
- Baume répulsif : préparez un baume selon la recette p. 25. Hors du feu, ajoutez 20 gouttes d'huiles essentielles répulsives (voir liste page précédente), seules ou en mélange.
- Gel répulsif : dans une coupelle, versez 2 cuillers à soupe de gel d'aloès stabilisé, en tube. Ajoutez 12 gouttes d'huiles essentielles répulsives et mélangez bien, à l'aide d'une spatule. Se conserve plusieurs semaines, dans un petit pot.
- Volarome® : préparation du docteur Valnet spécialement formulée pour éloigner les insectes, en vaporisation sur la peau, les vêtements, le milieu extérieur.

Chenilles processionnaires : attention danger

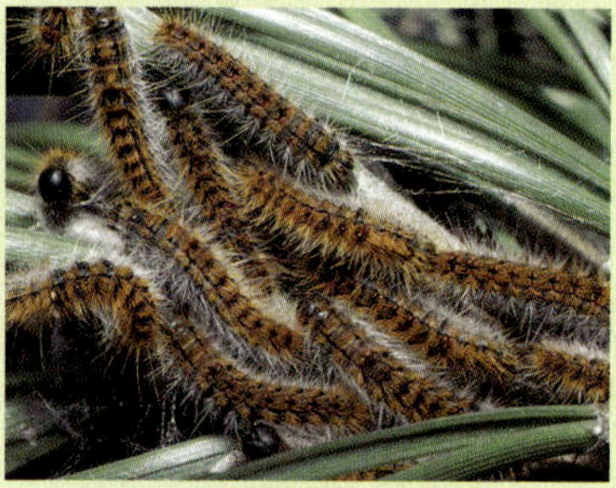

Les chenilles processionnaires du pin sont plus dangereuses pour les humains et les animaux que pour les arbres infestés. Soyez prudents si vous avez dans votre jardin ou à proximité des arbres porteurs de nids, en forme de gros fuseaux de « coton » blanc. Ces chenilles portent des soies urticantes qui peuvent se fixer à la peau lors d'un contact accidentel ou passer dans l'air et contaminer les yeux ou les voies respiratoires, entraînant des symptômes sévères (démangeaisons violentes, brûlure, œdème…). En cas de signes oculaires ou respiratoires, rendez-vous rapidement dans un service médical d'urgence. En cas de contact avec la peau, nettoyez abondamment à l'eau claire pour éliminer au maximum les piquants, puis rendez-vous rapidement en consultation. Soyez particulièrement prudent si vous avez déjà été victime d'un tel accident, car les symptômes peuvent être aggravés par une réaction allergique.
Le contact accidentel d'un animal domestique avec des chenilles processionnaires constitue une urgence vétérinaire. Attention, les chiens curieux sont souvent tentés de s'en approcher lors des processions (fin d'hiver, début de printemps).
La meilleure prévention est l'éradication des nids à proximité des habitations. En promenade, évitez d'approcher des arbres infestés. Informez les enfants du risque et apprenez-leur à ne jamais s'approcher des nids et des chenilles en file indienne.

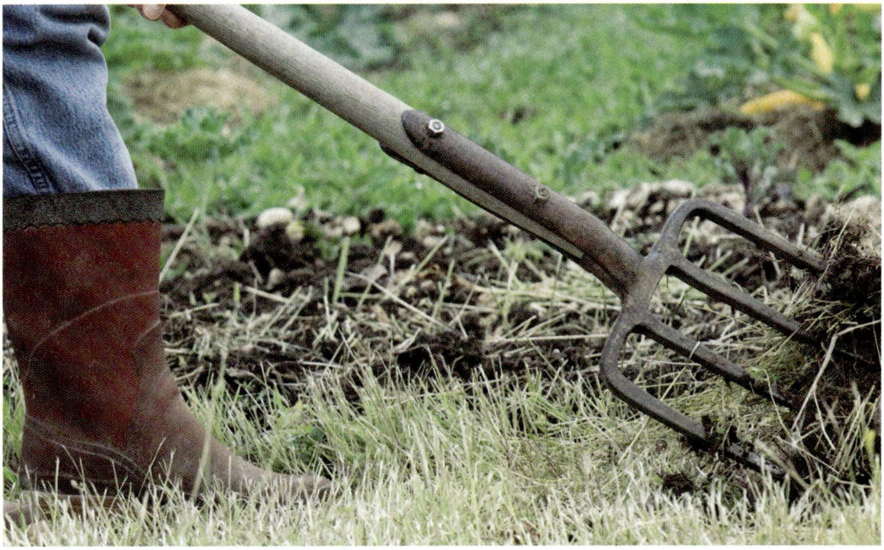

Jardiniers, en automne, le port prolongé des bottes peut vous poser problème.

Automne

La saison des champignons… aux pieds !

Prisonniers de longues heures dans des bottes ou des chaussures en caoutchouc, vos pieds risquent bien d'être victimes du *tinea pedis* (pied d'athlète). Dans ce milieu confiné, chaud et humide, des champignons microscopiques se développent entre les orteils. Résultat, la peau suinte puis se fendille, et ça fait très mal ! Bien sûr, le *tinea pedis* n'est pas spécifique à l'automne, mais les périodes humides et encore chaudes y sont particulièrement propices.

> Pour l'ensemble des traitements proposés ci-après, il conviendra de les appliquer matin et soir jusqu'à guérison des lésions. Toutefois, sur des lésions débutantes, il n'est pas rare qu'une seule application suffise, avec l'huile essentielle de tea-tree par exemple.

Huiles essentielles

De nombreuses huiles essentielles sont douées de propriétés antifongiques. Parmi les plus actives : ajowan, citronnelle de Java, eucalyptus citronné, géranium rosat, laurier noble, lavande aspic, lavande fine, lavandin super, litsée citronnée, niaouli, palmarosa, ravensare aromatique, romarin à cinéole, tea-tree.

Certaines sont irritantes et doivent être diluées dans une huile (voir ci-dessous), mais d'autres peuvent être appliquées directement sur les lésions, surtout le tea-tree, mais aussi : lavande fine, lavande aspic, laurier noble, niaouli, ravensare aromatique.

Huile traitante contre le pied d'athlète

Dans un petit pot ou un petit flacon, verser 2 cuillers à café d'huile de germe de blé puis les huiles essentielles (voir ci-dessous deux synergies proposées par Guy Avril). Appliquez par petites touches sur les parties atteintes, éventuellement à l'aide d'un coton-tige.

- **Première formule** : 8 gouttes d'huile essentielle de géranium rosat, de sauge sclarée et de tea-tree.
- **Deuxième formule** : 6 gouttes d'huile essentielle d'eucalyptus citronné, de lavande aspic, de niaouli et de tea-tree.

Autres solutions

- **Ail cru** : l'ail contient de l'ajoène, un composé aux puissantes propriétés antifongiques. On peut appliquer sur les lésions un bulbe coupé et broyé, mais en évitant une application prolongée (pas plus de 3-4 minutes), car l'ail cru peut irriter la peau.
- **Iode** : les dérivés iodés sont très actifs sur les champignons pathogènes. Appliquez à l'aide d'un coton-tige de la teinture d'iode ou une solution iodophore du commerce (type Betadine®).
- **Vinaigre de cidre** : l'application de compresses de vinaigre de cidre sur le pied d'athlète est une méthode recommandée par la fameuse clinique Mayo aux États-Unis (Minnesota), une référence en la matière !

Cure préventive pour aborder l'hiver

L'automne, saison des récoltes et des vendanges, est aussi le moment idéal pour entreprendre une cure préventive qui renforcera vos défenses et vous aidera à mieux affronter l'hiver et les rhumes qui l'accompagnent.

- **Cure de raisin** : pendant la saison, mangez des raisins (bio) à chaque repas. Vous pouvez également pratiquer la véritable « cure de raisin », qui consiste à ne consommer que du raisin, pendant au moins 3 jours. Recommandée par les institutions médicales dès le début du XXe siècle, elle permet de revitaliser et de détoxiquer l'organisme. Elle est très digeste, mais compte tenu de la teneur en sucre du raisin, elle est contre-indiquée en cas de diabète (pour en savoir plus, voir bibliographie, p. 191).
- **Fruits riches en vitamine C** : faites le plein d'agrumes, surtout de kiwis. Ajoutez des cynorrhodons séchés à vos tisanes.
- **Tisanes antiseptiques** : thym, romarin, eucalyptus. Sucrez, si vous le souhaitez, avec du miel de thym ou de sapin, (voir encadré ci-dessous).
- **Échinacée pourpre** : les propriétés immunostimulantes de cette plante sont reconnues, notamment dans la prévention des rhumes. Faites-en une cure d'au moins un mois (en tisane ou en gélules).
- **Propolis** : 1 gramme par jour pendant 3-4 semaines. Si vous utilisez un produit du commerce, suivez les doses indiquées par le fabricant.

> Une étude américaine récente (2007) a comparé les effets d'un antitussif (dextrométhorphane) et du miel auprès de 105 jeunes (2-18 ans). Le miel est apparu significativement plus efficace que le médicament de synthèse, aussi bien sur la sévérité que sur la fréquence de la toux associée au rhume (Paul *et al.*, *Arch. Pediatr. Adolesc. Med.*, 2007, 136 (16):1149-53). Cette étude confirme donc certaines propriétés thérapeutiques du miel, que la médecine populaire a su apprécier depuis des millénaires…

Pour soulager un rhume, il est encore mieux de choisir un miel aux propriétés antiseptiques (garrigue, pin, sapin, thym) ou un miel très adoucissant, en cas de mal de gorge (lavande, acacia). Le miel de tournesol permettrait de faire baisser la fièvre (mais il est préférable d'en trouver du bio…).

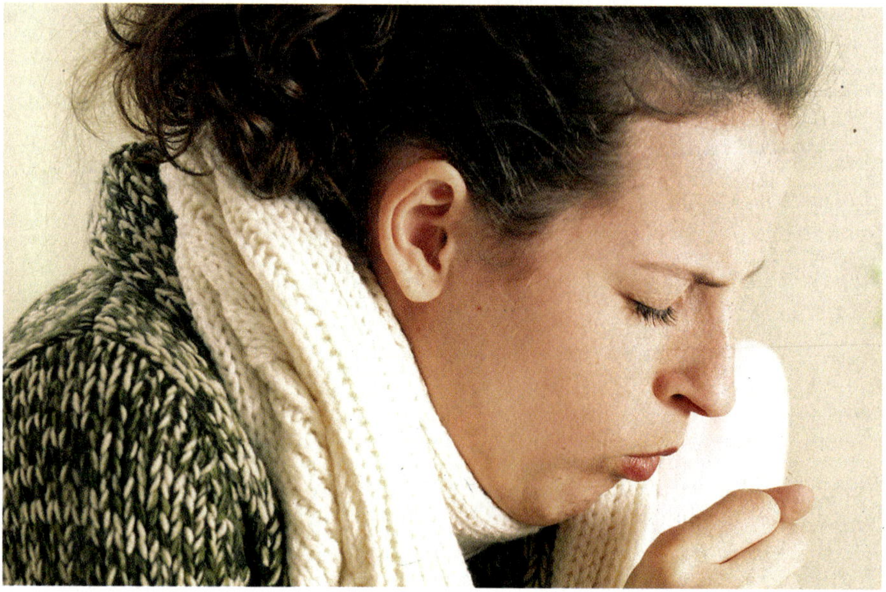

Toux, fièvre, maux de tête : voici l'hiver et son cortège de maladies.

Hiver

L'hiver est une saison saine et revigorante… au début ! Mais, les mois passant, il peut nous sembler bien long et épuisant.
Pendant les périodes froides, parfois humides, notre organisme fragilisé est particulièrement sensible aux maladies infectieuses (rhumes, maux de gorge, gastro-entérites…). La plupart sont banales et bénignes, bien que fatigantes. Toutefois, ne passez pas à côté d'une véritable grippe (toute forte fièvre doit vous alerter et vous conduire à consulter). De même, lors des sorties en plein air, soyez vigilant vis-à-vis des engelures aux mains et aux pieds, elles peuvent avoir des conséquences graves (pouvant nécessiter l'amputation des parties atteintes). Enfin, dernier conseil : couvrez-vous bien !

Ma peau n'aime pas l'hiver

Soins cosmétiques

Crème protectrice

Lorsque vous devez affronter l'air froid, surtout par temps sec et venteux, appliquez sur le visage une crème grasse protectrice, de type cold-cream, choisie de préférence dans une gamme bio.

Huile anti-rougeurs

50 ml d'huile, 20 gouttes d'huile essentielle de cyprès toujours vert. Pour la base huileuse, choisissez de préférence un macérat de camomille ou de souci, ou un mélange de 20 ml d'huile de calophylle inophyle et 30 ml d'huile d'amande douce.

Appliquez quelques gouttes sur les zones sensibles, matin et soir, avant votre crème habituelle (le cas échéant !). Massez délicatement. Cette huile convient aux peaux sensibles, couperosées, qui rougissent facilement au froid.

Micro-hammam adoucissant

Après quelques heures au froid, votre peau est rougie, irritée : laissez-lui le temps de s'acclimater à la chaleur de la maison, puis offrez-lui ce soin tout doux (qui adoucira aussi vos voies respiratoires).

Portez à ébullition 1 litre d'eau, ajoutez une poignée de plantes séchées (camomille, guimauve, mauve, souci, tilleul), seules ou en mélange. Laissez infuser environ 10 min, à couvert, en maintenant un léger frémissement. Placez-vous ensuite au-dessus de la vapeur, une serviette éponge sur la tête et respirez cette vapeur florale pendant 5 à 10 minutes.

> **Mise en garde**
>
> Les fumigations de vapeur sont déconseillées aux sujets asthmatiques et en cas de couperose.

Soins traitants

Prévention et traitement des gerçures

- **Huile végétale nourrissante** : en prévention des gerçures, appliquez simplement, sur les zones exposées, surtout mains et lèvres, une huile végétale riche (amande douce, avocat, calophylle inophyle, bourrache, olive, onagre, rosier muscat…) ou du beurre de karité. Par sa consistance, celui-ci convient tout particulièrement comme baume à lèvre.
- **Macérats huileux** : de nombreux macérats (aloès, camomille, carotte, échinacée pourpre, millepertuis, souci, rose…) conviennent à la prévention et au soulagement des gerçures. Ils sont à la fois apaisants et cicatrisants. Par précaution, on déconseille carotte et millepertuis en période ensoleillée (au ski notamment).

- **Huile aromatique** : pour soulager les gerçures, ajoutez à une huile riche 2 % d'huiles essentielles cicatrisantes : bois de rose, camomille romaine, immortelle d'Italie, lavande aspic, lavande fine, palmarosa, petit grain bigaradier (soit 4 gouttes pour 10 ml d'huile).
- **Huile aux extraits concentrés** : ajoutez à une huile riche 3 à 4 % d'extrait au CO_2 supercritique d'argousier, rose ou souci, soit 6 à 8 gouttes pour 10 ml (voir carnet d'adresses p. 189).
- **Pomme de terre** : appliquez un cataplasme de chair de pomme de terre râpée crue, si possible imprégnée d'huile d'olive.
- **Miel** : le miel est très cicatrisant. Appliquez-le sur les lésions et recouvrez d'une gaze sans serrer (pour ne pas coller).
- **Gel d'aloès** : il est à la fois hydratant et cicatrisant.

Prévention et traitement des engelures

- **Gants et chaussettes** : la meilleure prévention contre les engelures, c'est de porter des gants et des chaussettes bien chauds ainsi que des chaussures étanches mais pas trop serrées, pour ne pas gêner la circulation sanguine. C'est encore plus efficace si on porte une paire de gants ou de chaussettes fins, en soie ou en coton, sous les gants et chaussettes habituels.
- **Petite gymnastique** : évitez de rester immobile, bougez les mains et les pieds pour activer la circulation et pratiquez si possible des massages ou des frottements réguliers des extrémités.
- **Huile de massage contre les engelures** (d'après une formule du docteur Guy Avril) : massez les parties gelées 2 à 3 fois par jour avec un mélange constitué de 2 cuillers à soupe de macérat de millepertuis ou d'huile végétale de calophylle inophyle, 8 gouttes d'huile essentielle de camomille romaine, 8 gouttes de lavande aspic, 8 gouttes de tea-tree, 4 gouttes d'immortelle d'Italie. Si une de ces huiles essentielles vous fait défaut, remplacez-la par cyprès toujours vert ou lavande fine.

Autres solutions naturelles

- **Compresses tièdes** d'infusion de camomille, carotte (fanes), mauve, reine-des-prés, souci.
- **Teinture de benjoin** : en compresse sur les zones atteintes.

- **Spécialités à base de baume du Pérou** : baume des Pyrénées®, pommade Lelong® (en pharmacie). À proscrire si vous êtes allergique !
- **Gel d'aloès en tube** (dans les magasins bio et produits naturels).

Gare au rhume

Le rhume est une affection virale banale, favorisée par le froid. En principe, il évolue spontanément vers la guérison. Ainsi, selon une célèbre boutade, « un rhume guérit en une semaine s'il est bien soigné, mais en 7 jours s'il ne l'est pas ». Pourtant, certains traitements peuvent s'avérer utiles : en soulageant les symptômes, ils limitent la fatigue occasionnée par le rhume. D'autre part, ils évitent les complications, souvent dues à une surinfection bactérienne.

Tisanes de plantes

Préparez une infusion ou décoction avec les plantes suivantes, seules ou en mélange de 3-4 plantes. Prenez cette tisane bien chaude et sucrée au miel (de thym ou de sapin si possible). Il est recommandé d'y ajouter du jus de citron (environ 1 cuiller à soupe), à la fois antiseptique et tonique.

- En cas de rhinite, éventuellement avec toux grasse : aigremoine, angélique (racine), bouillon-blanc, capucine, eucalyptus, guimauve, hysope, lavande, marjolaine, marrube blanc, mauve, pin (aiguilles, bourgeons), plantain, ronce, sapin (aiguilles, bourgeons), sauge, serpolet, sureau noir, souci, thym, violette odorante. Ces plantes contribuent à assainir et à décongestionner les voies respiratoires par leur action antiseptique et fluidifiante (qui favorise l'élimination des mucosités).
- En cas de syndrome fébrile : frêne, reine-des-prés, salsepareille, saule (écorce). Privilégiez également souci et sureau noir (fleurs). Ces plantes contribuent à faire baisser la fièvre et favorisent la sudation.
- En cas de toux sèche : coquelicot (attention toutefois, une toux sèche persistante doit amener à consulter).

Rappel
Les feuilles tendres, les fleurs et parties aériennes se préparent en infusion tandis que les racines, rameaux, écorces, feuilles coriaces (aiguilles) et bourgeons se préparent en décoction.

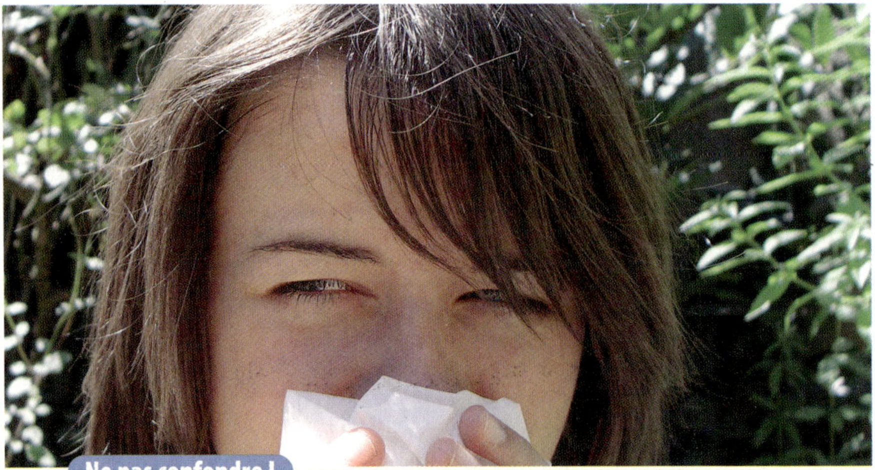

Ne pas confondre !

ANGINE : inflammation aiguë, très douloureuse, de la gorge. Dans le langage courant, ce terme désigne souvent l'amygdalite aiguë (inflammation des amygdales). L'angine est le plus souvent virale et bénigne. Toutefois, lorsqu'elle est due à une bactérie (streptocoque), elle peut entraîner des complications graves. C'est pourquoi il est préférable de consulter en cas de douleurs sévères de la gorge.

ENGELURE : affection d'origine vasculaire qui atteint surtout les doigts et les orteils, en période de froid humide, avec des températures inférieures à 0 °C. Au début, les parties atteintes sont rouges à violacées, enflées et engourdies, voire insensibles. Puis on ressent des picotements suivis d'une douleur qui peut devenir très violente. L'engelure peut se compliquer de fissures douloureuses, et même de la mort des tissus atteints (synonyme : gelure).

GERÇURE : petite fissure superficielle de la peau, souvent due au froid ou, à l'inverse, à la chaleur sèche. Ces conditions provoquent localement une déshydratation et une altération du fonctionnement normal de la peau. Elle s'observe surtout au niveau des parties du corps non protégées par des vêtements (mains, lèvres) (synonyme : crevasse).

GRIPPE : maladie due au virus grippal (influenza), qui se caractérise par des symptômes proches du rhume, parfois plus sévères (toux, douleurs dans la poitrine), une grande fatigue, des douleurs articulaires et une fièvre élevée, qui peut dépasser 40 °C. Elle peut également se traduire par des signes de gastro-entérite («grippe intestinale»).

MAL DE GORGE : terme qui traduit généralement l'amygdalite aiguë.

RHINITE : terme médical désignant toute irritation et inflammation du nez (synonyme : coryza).

RHINOPHARYNGITE : maladie respiratoire qui atteint le pharynx en plus des cavités nasales. Elle se traduit par des symptômes de rhume accompagnés de mal de gorge et de toux.

RHUME : maladie respiratoire virale bénigne qui se traduit par une congestion de la muqueuse nasale («nez bouché») et des écoulements («nez qui coule»), des éternuements, et qui s'accompagne parfois d'une légère fièvre et de fatigue. Ne pas confondre avec le rhume des foins, d'origine allergique.

Grog

Le grog est une véritable gourmandise, dont il ne faut pas abuser, mais c'est aussi une boisson coup de fouet qui peut prévenir l'apparition d'un rhume après un coup de froid ou aider à récupérer plus vite, en cas de symptômes fébriles notamment. L'idéal est de le prendre le soir, puis d'aller se coucher, bien couvert, pour faciliter la sudation.

Recette de base (pour une personne)

30 cl d'eau bouillante (un bol), le jus de 1/2 citron, 2 cuillers à café de miel, 1 à 2 cuillers à soupe de rhum brun ou ambré.

Faites bouillir l'eau. Dans un grand verre, une chope ou une tasse, versez le jus de citron, ajoutez le miel et le rhum puis l'eau bouillante. Mélangez et buvez bien chaud.

Variantes

En vous inspirant de cette recette de base, vous pouvez remplacer

- le rhum par un autre alcool fort, notamment du cognac ou du calvados ;
- l'eau bouillante par une tisane de plantes (pin, romarin, sauge, thym...) ou par une décoction d'épices toniques (par exemple un bâton de cannelle, une cuiller à soupe de racine de gingembre en dés, 4 ou 5 clous de girofle) ;
- le citron par de l'orange !

Miel et préparations au miel

- En cas de mal de gorge, vous pouvez prendre tout simplement une cuillerée de miel, 2 à 3 fois par jour (voir encadré p. 157). Avalez-le le plus lentement possible, en le laissant glisser le long de la gorge.
  Il est encore mieux de le « booster » en y ajoutant des actifs naturels puissants, pour une synergie optimale (pour déroger à la règle, nous donnons ici deux formules faisant appel à l'usage interne des huiles essentielles).
- En cas de rhume, de rhino-pharyngite non compliquée : préparez un mélange à parts égales d'huile essentielle de menthe poivrée, de niaouli et de ravensare aromatique (par exemple 10 gouttes de chaque dans un petit flacon compte-gouttes). Prendre 1 ou 2 gouttes matin et soir de ce mélange dans 1 cuiller à café de miel.

- En cas de rhume avec mal de gorge : prendre 2 gouttes d'huile essentielle de citron zeste matin et soir dans 1 cuiller à café de miel. À défaut d'huile essentielle de citron, mélangez une cuiller à café de miel et une cuiller à café de jus de citron.
- Pour combattre les affections microbiennes (effet antibiotique naturel) : ajoutez 10 gouttes d'extrait de pépins de pamplemousse ou 30 gouttes de solution de propolis à 20 % dans 1 cuiller à café de miel. À prendre 3 fois par jour, le plus tôt possible.

Inhalations

Les inhalations sont un des meilleurs moyens de traiter les symptômes de rhinite caractéristiques du rhume. Elles contribuent à décongestionner et à dégager les voies respiratoires et, par leurs propriétés antiseptiques, elles préviennent les complications.

Vous pouvez préparer une inhalation aux plantes ou aux huiles essentielles en suivant les recettes de base (p. 31).

- **Plantes** : eucalyptus, pin sylvestre et sapin (aiguilles et bourgeons), romarin, thym.
- **Huiles essentielles** : eucalyptus radié, lavande fine, niaouli, pin sylvestre, ravensare aromatique, romarin à cinéole (rappel : 4-5 gouttes dans un bol d'eau bouillante). Le niaouli, très efficace, peut parfois provoquer

Des antibiotiques naturels

L'extrait de pépins de pamplemousse est un antibiotique naturel à large spectre d'une grande efficacité, démontrée scientifiquement. Contrairement aux antibiotiques conventionnels, il est également actif sur les virus et n'est pas connu pour induire des résistances microbiennes. Pris au tout début d'un rhume, il peut en accélérer la guérison. On le trouve sous forme de solutions ou de comprimés, parfois en association avec la propolis.

La propolis, substance recueillie par les abeilles principalement sur les bourgeons d'arbres, est également un antibactérien et antiviral à large spectre. Immunorégulatrice, elle soulagerait aussi le rhume des foins. On la trouve sous forme de tablettes et de solutions hydroalcooliques – plus faciles d'emploi, le plus souvent dosées à 15-20 %. On trouve aussi de nombreuses formes de propolis à mâcher, à la fois préventives et curatives contre le mal de gorge.

une irritation des voies respiratoires. N'en mettez que 2 gouttes et complétez par une autre huile essentielle de la liste.

- **Autres** : ajoutez aux inhalations (pour un bol) 1 à 2 cuillers à soupe de jus de citron, 1 cuiller à café de teinture de benjoin. Vous pouvez également employer Climarome®, une composition du docteur Valnet formulée pour prévenir et soulager les rhumes (20 pulvérisations dans un bol d'eau chaude).

Quelques préparations pharmaceutiques
On trouve en pharmacie des préparations à base d'extraits naturels, destinées à l'usage en inhalation : Aromasol®, Balsolène®, Balsofumine®, Calyptol inhalant®, Euvanol®, Myrtine inhalante® Lehning, Pérubore®. Attention toutefois aux spécialités contenant du camphre et du menthol : à éviter chez les jeunes enfants et les personnes sensibles nerveusement.

Gargarismes

Le rhume débute souvent par un mal de gorge, qui persiste généralement 3-4 jours. Les gargarismes sont un bon moyen pour soulager ce symptôme douloureux. On doit utiliser environ un verre d'eau chaude, mais non brûlante.

- **Infusions de plantes** : aigremoine, géranium robert, guimauve, mauve, plantain, ronce, sauge, souci, thym.
- **Eau salée** : ajoutez une cuiller à soupe de gros sel (marin) dans un verre d'eau chaude.
- **Miel, citron** : ajoutez le jus de 1/2 citron ou 1 cuiller à soupe de miel (ou les deux) dans un verre d'eau chaude.
- **Solutions du commerce** : à éviter, car elles contiennent généralement des substances de synthèse, comme la chlorhexidine, qui peuvent irriter les muqueuses et déstabiliser la flore buccale.

Nettoyage du nez

Le nettoyage du nez permet d'éliminer les mucosités qui encombrent les cavités nasales et contribue à les décongestionner. Il suffit d'insuffler doucement une giclée de solution dans une narine (en bouchant l'autre), d'effectuer quelques inspirations saccadées pour « brasser » la solution, sans la faire passer dans l'arrière-gorge, puis d'expulser par une forte expiration d'air. Pratiquez 2 ou 3 nettoyages par narine, 1 ou 2 fois par jour.

- **Solutions salines** : sérum physiologique, eau de mer stérile, plasma de Quinton (en pharmacie).
- **Hydrolat de lavande** : employez un hydrolat fraîchement ouvert ou conservé au réfrigérateur.

Épilogue

Vous voilà fin prêt à affronter les pièges de la nature en utilisant ses propres armes défensives. Au jardin, en promenade, vous apprendrez à reconnaître les plantes utiles, autant de remèdes nichés au bord des chemins, dans les talus, à l'orée des bois… Par précaution, vous pouvez aussi vous constituer une « trousse de secours au naturel », qui répondra à la plupart des accidents susceptibles de survenir lors des activités de plein air. La mode nomade aidant, vous trouverez facilement dans le commerce (rayon cosmétique des grands magasins) des petits pots et flacons en plastique qui vous permettront de n'emporter que les doses nécessaires.

La trousse de secours au naturel

- 1 flacon d'huile essentielle de tea-tree ou de lavande fine ou un flacon de Tégarome® : désinfection des petites plaies, fissures douloureuses entre les orteils, piqûres d'insectes.
- 1 flacon d'huile essentielle de ciste ladanifère : saignements (y compris saignements de nez).
- 1 flacon d'huile essentielle d'immortelle d'Italie : coups, chutes (prévention des ecchymoses).

Rappel : pour ces 3 huiles essentielles, appliquez 1 à 2 gouttes pures (pas plus) sur la zone atteinte. Refermez bien vos flacons et évitez de les laisser trop longtemps en plein soleil.

- 1 crème ou un spray répulsif aux huiles essentielles, maison ou du commerce : pour éloigner les moustiques.
- 1 tube de crème grasse type cold-cream : en cas de froid, de chaleur sèche, de frottements au niveau des mains et des pieds.

- 1 tube de gel d'aloès : coups de soleil, irritations, urticaire, piqûres d'insectes, peau sèche…
- 1 petit flacon d'alcool de menthe ou d'eau de mélisse : à employer en friction sur les douleurs, les irritations ou sur un sucre en cas de troubles digestifs, de malaise.
- 5 ou 6 dosettes de sérum physiologique : pour nettoyer les plaies et les yeux irrités.
- Quelques sachets d'Actapulgite® ou un petit pot d'argile verte ou blanche : à saupoudrer sur les plaies suintantes, les écorchures, après les avoir nettoyées (ou à prendre en interne, dans de l'eau, en cas de troubles intestinaux).
- Le matériel classique : une bonne dizaine de compresses stériles, quelques pansements ou du sparadrap, bande de gaze, pince à épiler effilée, tire-tique…
- Quelques médicaments conventionnels : si vous souffrez d'une maladie pouvant provoquer des crises aiguës (asthme, allergies sévères, tachycardie…), emportez vos médicaments habituels. Et parce qu'une douleur peut vous prendre à tout moment, certains indispensables conservent leur place dans toute trousse de secours : paracétamol (fièvre, maux de tête), ibuprofène (douleurs)…

Il ne nous reste plus qu'à vous souhaiter de longues heures de bonheur, aux quatre saisons de votre petit coin de paradis. Et n'oublions pas les conseils de Voltaire : « Il faut cultiver notre jardin » !

Glossaire

ACTIF (principe actif)
Molécule responsable de tout ou partie des propriétés pharmacologiques d'un médicament, d'une préparation naturelle ou d'une plante.

ADAPTOGÈNE
Ce terme apparu récemment désigne les plantes ou les préparations médicinales qui aident l'organisme à faire face au stress et aux agressions multiples de la vie quotidienne. Les produits adaptogènes combinent généralement des propriétés toniques, immunostimulantes, psychostimulantes... Un des adaptogènes les plus réputés est le ginseng.

ADSORBER
Attirer vers soi, capturer (des molécules, des microbes).

ALCALOÏDE
Substance végétale azotée, amère et alcaline, de structure complexe (dérivée des acides aminés). De nombreux alcaloïdes ont des propriétés pharmacologiques, voire toxiques (morphine, papavérine, nicotine...).

ALLERGÈNE
Substance ou organisme (plante, pollen) susceptible de provoquer une allergie.

ALLERGISANT
Susceptible de provoquer une réaction allergique.

ANALGÉSIQUE
Qui soulage la douleur.

ANTALGIQUE
Qui soulage la douleur (syn. analgésique).

ANTIFONGIQUE
Qui combat les champignons pathogènes (mycoses, teignes, muguet, pellicules...).

ANTI-INFLAMMATOIRE
Qui s'oppose aux symptômes de l'inflammation (rougeur, douleur, gonflement...).

ANTIMICROBIEN
Se dit des agents capables de s'opposer au développement des microbes ou de les détruire.

ANTIOXYDANT
Qui s'oppose à l'oxydation. On emploie les antioxydants pour améliorer la conservation de certains produits (huiles par exemple), mais également en médecine et cosmétique, pour s'opposer aux processus de vieillissement.

ANTIPHLOGISTIQUE
Qui réduit les œdèmes, les gonflements.

ANTIPRURIGINEUX
Qui calme les démangeaisons (prurit).

ANTIPYRÉTIQUE
Qui combat la fièvre (syn. : fébrifuge).

ANTISEPTIQUE
Qui détruit les microbes, sources d'infection (syn. : désinfectant, antimicrobien).

ANTISPASMODIQUE
Qui réduit les spasmes, contractions involontaires des muscles striés ou lisses (intestin, bronches).

ANTITUSSIF
Qui calme la toux.

APIACÉES
Nouveau nom de la famille botanique des Ombellifères (persil, cerfeuil, carotte et apparentés...).

ASTÉRACÉES
Nouveau nom de la famille botanique des Composées ou Composacées (marguerites, pâquerettes et apparentés...).

ASTRINGENT
Qui resserre les tissus. On emploie les produits astringents comme anti-diarrhéiques en interne, ou dans les soins de la peau en externe.

AUTOMASSAGE
Action de se masser soi-même.

BACTÉRICIDE
Qui tue les bactéries.

BRASSICACÉES
Nouveau nom de la famille botanique des Crucifères (chou, moutarde, colza et apparentés...).

CALCIFICATION
Dépôt anormal de cristaux calciques (sels de calcium) dans un organe ou une articulation.

CALMANT
Anti-inflammatoire léger. Également employé comme synonyme de sédatif.

CARMINATIF
Qui favorise l'expulsion des gaz digestifs.

CHOC ANAPHYLACTIQUE
Réaction allergique exacerbée, qui se traduit notamment par une sensation de malaise, un œdème plus ou moins étendu, pouvant affecter la gorge (œdème de Quincke), des éruptions cutanées, des troubles cardiovasculaires et respiratoires pouvant entraîner la mort.

CORDIAL
Boisson cardiotonique, c'est-à-dire propre à stimuler ou restaurer l'activité cardiaque. Ce terme obsolète est parfois employé à tort pour désigner une boisson tonique.

CORTICOÏDES
Médicaments, généralement de synthèse, apparentés à la cortisone et ayant de puissantes propriétés anti-inflammatoires, mais qui s'accompagnent malheureusement d'effets indésirables parfois sévères.

COUPEROSE
Affection cutanée provoquée par une fragilité excessive des petits vaisseaux superficiels et qui se traduit principalement par des rougeurs.

DÉCONGESTIONNANT
Qui réduit l'afflux de sang dans les muqueuses ou les tissus inflammés.

DÉPURATIF
Qui favorise l'élimination des toxines et des déchets du métabolisme.

DERMOCAUSTIQUE
Qui entraîne des brûlures ou des irritations sévères de la peau.

DIGESTIF
Qui facilite la digestion.

DIURÉTIQUE
Qui stimule la fonction rénale et favorise l'élimination de l'eau.

EXCIPIENT
Substance(s) servant à diluer les principes actifs d'un médicament ou d'une formule naturelle.

EXPECTORANT
Qui favorise l'expulsion des sécrétions respiratoires. Il s'agit généralement d'agents fluidifiants.

EXTRAIT AU CO_2 SUPERCRITIQUE
Extrait concentré de plantes obtenu par un procédé doux, très respectueux des composants actifs.

FABACÉES
Nouveau nom de la famille botanique des Papilionacées ou Légumineuses (pois, fèves, haricots, acacia, genêts et apparentés).

FLORE CUTANÉE
Ensemble des bactéries non pathogènes vivant naturellement à la surface de la peau et exerçant un rôle protecteur.

HÉMOSTATIQUE
Qui stoppe les hémorragies, qui facilite la coagulation du sang au niveau des plaies.

HYPERTHERMIE
Synonyme de fièvre.

IMMUNOSTIMULANT
Qui stimule le système naturel de défenses de l'organisme (système immunitaire), notamment vis-à-vis des microbes.

ISOTONIQUE
Qui contient la même quantité de sels que le plasma sanguin.

KÉRATOLYTIQUE
Se dit d'un produit capable de « dissoudre » la couche cornée, au niveau des cors, des verrues, des cals. Synonymes : verrucide (verrues), coricides (cors).

LAMIACÉES
Nouveau nom de la famille botanique des Labiées (menthe, romarin sauge, ortie, lamier et apparentées).

LINIMENT
Médicament employé pour frictionner la peau.

LIPOSOLUBLE
Soluble dans les corps gras (huiles, beurres...).

LYMPHATIQUE
Se dit des vaisseaux qui véhiculent la lymphe, fluide corporel riche en médiateurs et en cellules immunitaires, et jouant un rôle fondamental dans les mécanismes de défense naturelle de l'organisme.

MACIS
Épice obtenue à partir de la peau entourant la noix de muscade (également appelée fleur de muscade).

MÉTABOLITE SECONDAIRE
Substance produite en dehors des voies métaboliques strictement nécessaires à assurer la survie des êtres vivants. Ils sont très nombreux chez les végétaux, incluant : polyphénols (pigments, tanins), vitamines, alcaloïdes, molécules aromatiques des huiles essentielles...

MUCILAGES
Sucres complexes contenus dans les plantes, qui gonflent au contact de l'eau, formant un gel ou un liquide visqueux. Très doux pour la peau et les muqueuses.

MUCOLYTIQUE
Qui fluidifie les sécrétions (mucus), notamment au niveau des cavités nasales et des bronches.

MYORELAXANT
Qui relâche les muscles contractés.

NEUROGÈNE
Se dit d'un symptôme consécutif à une atteinte nerveuse.

ŒDÈME
Gonflement anormal d'un tissu par infiltration de liquide provenant du sang. L'œdème est généralement dû à une insuffisance vasculaire (stase veineuse) ou à une réaction inflammatoire (piqûre d'insecte, bosse...).

OSMOLARITÉ
Particularité physico-chimique d'un milieu aqueux, qui définit sa richesse en solutés (substances dissoutes, tels que sucres, sels...).

PAPULE
Terme médical désignant un bouton (petite lésion rose à rouge, bien circonscrite et légèrement surélevée).

pH
Particularité physico-chimique d'un milieu aqueux, qui définit son caractère alcalin (pH > 7), neutre (pH = 7) ou acide (pH < 7).

PHOTOSENSIBILISANT
Qui provoque, en présence d'une exposition solaire, une réaction cutanée qui peut se traduire par des signes de brûlures ou des taches persistantes.

POACÉES
Nouveau nom de la famille botanique des Graminées ou Graminacées (céréales...).

POMMADE
Préparation de consistance semi-solide destinée à être appliquée sur la peau ou sur certaines muqueuses afin d'exercer une action locale ou de réaliser la pénétration percutanée de principes médicamenteux (définition de la Pharmacopée).

POLYPHÉNOLS
Famille de molécules complexes présentes dans les végétaux, incluant notamment des pigments et des tanins. De nombreux polyphénols exercent des propriétés thérapeutiques, notamment antioxydantes.

PRURIGINEUX
Qui gratte, qui démange.

REMINÉRALISANT
Qui apporte des minéraux à l'organisme.

REMONTANT
Qui aide l'organisme à reprendre des forces, après une grande fatigue ou une maladie. Un des plus fameux exemples est le bouillon de volaille, longtemps considéré comme le mets de choix des convalescents. Sans oublier le tiramisu (littéralement « remonte-moi ») ! (Syn. : reconstituant).

RUBÉFIANT
Qui provoque un afflux de sang, à la surface de la peau, permettant ainsi de diminuer, voire d'arrêter une inflammation ou une congestion de voisinage (syn. : révulsif).

RÉVULSIF
Synonyme de rubéfiant.

SALICYLATE DE MÉTHYLE
Molécule active aux propriétés anti-inflammatoires, antipyrétiques et antalgiques apparentée à l'aspirine, que l'on trouve naturellement dans certaines plantes. De nos jours, il est principalement obtenu par synthèse.

SÉDATIF
Qui détend, qui soulage les tensions nerveuses, qui prépare le sommeil.

SIMPLES
Terme ancien qui désignait, à partir du Moyen Âge, les plantes médicinales.

STÉROÏDIEN
Apparenté à la cortisone. Le terme d'anti-inflammatoires « non-stéroïdiens » (AINS) désigne des médicaments antidouleur distincts des corticoïdes. Parmi eux, les plus connus sont l'aspirine, l'ibuprofène et le kétoprofène.

STIMULANT
Qui augmente temporairement l'activité physique et/ou mentale. Le meilleur exemple de stimulant est la caféine (syn. : excitant).

SUDORIFIQUE
Qui favorise la transpiration.

TONIQUE
Qui augmente la vigueur de l'organisme, qui donne de l'énergie (syn. : fortifiant).

SYNERGIE
Association d'huiles essentielles aux propriétés complémentaires.

TRAUMATOLOGIE (petite traumatologie)
Terme médical désignant l'ensemble des lésions provoquées par des chocs mécaniques, des chutes, des torsions. La petite traumatologie désigne les lésions les moins sévères (foulures, ecchymoses...).

ULCÉREUX
Se dit d'une plaie présentant un ulcère, c'est-à-dire une lésion « à vif » et ne cicatrisant pas.

VARICE
Dilatation anormale d'une veine, affectant notamment les jambes.

VULNÉRAIRE
Qui guérit les plaies.

ZOONOSE
Maladie commune aux animaux et aux humains (rage, tuberculose, salmonellose...).

Index

Les textes en gras correspondent à des recettes ou des savoir-faire donnés dans l'ouvrage.

Les noms latins sont donnés uniquement pour les plantes médicinales, afin de faciliter leur achat (plantes séchées, graines, plants).

Nous précisons «(plante)» par opposition à l'usage de la dite plante en huile essentielle, pour lequel il convient de se référer à la partie « huiles essentielles » de cet index, p. 181.

Carnet d'adresses

Pour en savoir plus

Plantes médicinales, fruits et légumes

- www.passeportsante.net
- www.phytomania.com/
- www.lepetitherboriste.net
- www.01sante.com
- www.aprifel.com

Jardin bio, biodiversité, plantes anciennes

- www.semencespaysannes.org

Maladies transmises par les tiques

- www.maladies-a-tiques.com

Ventes d'ingrédients sur Internet ou par correspondance

Algues et produits aux algues

- www.algaia.com/index.php
- Thalado
  5 avenue Victor Hugo, 29680 Roscoff
  Tél. 02 98 69 77 05
  www.thalado.fr (crème d'algue)

Plantes médicinales, herboristeries

- http://mon-herboristerie.com
- www.altair-plantes.com
- www.herbocroixrousse.com
- www.herboristerie-grenoble.fr
- www.herboristerie-larmignat.com
- www.herbosante.com
- www.pereblaize.fr

Huiles essentielles, hydrolats

- http://planteinfuse.fr
- www.carredherbe.com/lejdn/ (Jardin des nielles et des senteurs, Christian Nugier)
- www.essenciagua.fr
- www.laboratoiredessources.com
- www.mandriolu.com
- www.simple-et-sauvage.com

Matériel et ingrédients divers, extraits au CO_2

- www.alternativenature.fr
- Aroma-Zone
  42 avenue Julien, 63000 Clermont-Ferrand
  Tél. 04 73 29 25 10
  www.aroma-zone.com

Plants et semences

- Germinance
  Les Rétifs, 49150 Saint-Martin-d'Arcé
  Tél. 02 41 82 73 23
  www.germinance.com
- Graines del Païs
  Le Village, 11240 Bellegarde-du-Razes
  Tél. 04 68 69 81 79
  www.semencespaysannes.org
- La Maison de Stevia
  156 rue Henri-Barbusse, 76620 Le Havre
  Tél. 06 03 13 20 56
  www.lamaisondustevia.com
- Le Biau Germe
  Garliet, 47360 Monpezat-d'Agenais
  Tél. 05 53 95 95 04
  www.biaugerme.com
- Les Semailles, rue du Sabotier,
  20 B 5340 Faux-les-Tombes (Belgique)
  www.semaille.com
- Potager d'un Curieux
  La Molière, 84400 Saignon
  Tél. 04 90 74 44 68
  www.semencespaysannes.org
- www.ebotashop.org
  (plantes médicinales, dont stevia)
- www.kokopelli.asso.fr
- www.semencespaysannes.org
  (voir liste des adhérents dans « Le réseau »)

Divers

- Védicare
  La Valorette, 288 impasse de la Curnia
  06420 Tournefort
  Tél. 04 93 02 90 88
  www.ayurvedique.com (plantes indiennes ; pour l'aswagandha, appeler au 04 93 02 90 78).
- www.argiletz.com (le spécialiste de l'argile)
- www.auguste.fr (élixirs)
- www.codina.net/index.shtml (très large choix d'huiles et de beurres végétaux)
- www.jardinsdegaia.com (thés bio et équitables)
- www.massages-yoga.com/boutique (plantes indiennes)

Adresses d'herboristeries

Les dernières herboristeries traditionnelles de France, créées par des herboristes diplômés (le diplôme d'herboriste a disparu en France en 1941)

- La Maison des Plantes
  20 rue Gubernatis, 06000 Nice
  Tél. 04 93 62 19 54
- Le Tilleul d'Or
  6 rue du Maurier, 24100 Bergerac
  Tél. 05 53 57 18 33
- La Quintessence
  26 rue de l'Aiguillerie
  34000 Montpellier
  Tél. 04 67 60 58 22
- Even
  30 rue de Nantes, 35130 La Guerche-de-Bretagne
  Tél. 02 99 96 21 54
- Cousin Wiame
  62 rue Charles-Castermant, 59150 Wattrelos
  Tél. 03 20 75 82 47.
- Beaulaton
  13 rue des Petits-Gras, 63000 Clermont-Ferrand
  Tél. 04 73 37 56 71
- Herboristerie de la Croix-Rousse (Patrice de Bonneval)
  2 quai Jules-Courmont, 69002 Lyon
  Tél. 04 78 37 49 66
- Herboristerie du Palais-Royal
  11 rue des Petits-Champs, 75001 Paris
  Tél. 01 42 97 54 68
- Herboristerie de Montparnasse
  38 rue du Montparnasse, 75006 Paris
  Tél. 01 45 48 34 81
- Pigault-Aublanc
  30 rue Pasquier, 75008 Paris
  Tél. 01 42 65 36 21
- Herboristerie de la Place-Clichy
  87 rue d'Amsterdam, 75008 Paris
  Tél. 01 48 74 83 32
- Herboristerie Larmignat
  72 grand-rue de Châteauneuf, 86100 Châtellerault
  Tél. 05 49 21 08 28

Bibliographie

D. Kieffer, *Le Petit Guide de la cure de raisin*, Terre Vivante, 1991, 2002.
Dr Guy Avril, *Encyclopédie des thérapies naturelles*, Éditions Dangles, 2005.
Pierre Franchomme, Roger Jollois, Daniel Penoël, *L'Aromathérapie exactement*, Éditions Roger-Jollois, 2002.
Pr Michel Paris, Dr Paul Goetze *et al.*, *Phytothérapie, la santé par les plantes*, Sélection du Reader's Digest, Éditions du Vidal, 2007.
Marie-Antoinette Mulot, *Votre santé par les élixirs*, Éditions De Borée, 2004.
Jean Palaiseul, *Nos grands-mères savaient*, Robert Laffont, 1972, 1995.

Déjà parus aux éditions Terre vivante

Créez vos cosmétiques bio
Sylvie Hampikian

Bien voir sans lunettes
Une méthode naturelle
Janet Goodrich

Ces aliments qui nous protègent
Des substances bioactives dans notre assiette
K. Dittrich et C. Leitzmann

Comment revivre par le jeune
Maigrir, éliminer, se désintoxiquer
Dr Helmut Lützner

Le petit guide de la cure de raisin
Collectif

Mon bébé bio
L'alimentation saine de la future maman et du bébé
Ralf Moll et Ute Schain-Emmerich

Les légumes passent à table
Recettes inattendues
Côté jardin

Il est bon mon poisson !
Guide d'achat écologique et recettes
Claude Aubert et Lionel Goumy

Par ici la bonne soupe
Serge de Thaey

Cuisine bio pour fruits de saison
130 recettes salées et sucrées
Serge de Thaey

Découvrez les autres titres édités par Terre vivante sur le bien-être et l'alimentation, le jardinage biologique, l'écologie pratique au quotidien et l'habitat sain sur
www.terrevivante.org

Remerciements
À Claire Groshens et à toute l'équipe de Terre vivante, pour leur confiance renouvelée et pour leur engagement quotidien.
À Marie Conjat, pour sa contribution talentueuse à cet ouvrage et pour sa patience sans faille.
À Pierrette Nardo, pour ses fleurs, son accueil chaleureux et ses photos.
À Hélène et Matéo Magariños, pour leur connaissance des algues, leur passion communicative et leurs photos.
À Élisabeth Gressier (pharmacien), pour son œil de lynx et sa délicatesse.
À Joce Forest, pour son savoir encyclopédique.
À Benoît La Roche (pharmacien), pour ses informations sur le tulle gras.

Livre imprimé en région Rhône-Alpes,
avec des encres à base d'huiles végétales sur un papier 100 % recyclé
issu de la collecte sélective des ménages.
L'imprimerie adopte une démarche environnementale progressiste
certifiée par la marque Imprim'vert.

Photogravure : C'limage

Achevé d'imprimer en France par Loire Offset Titoulet 42000 Saint-Etienne
N° 39960
Dépôt légal : octobre 2008